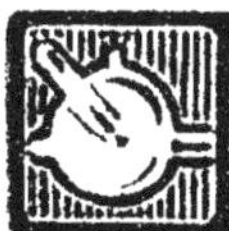 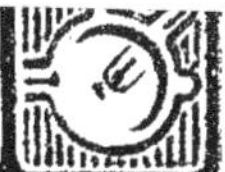

F. ARCELIN

EXPLORATION RADIOLOGIQUE DES VOIES URINAIRES

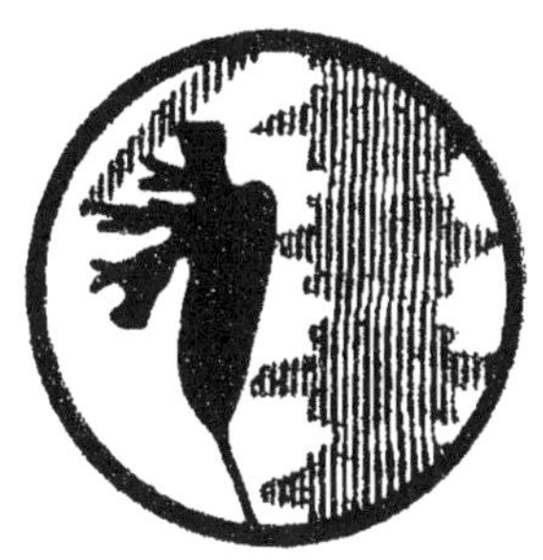

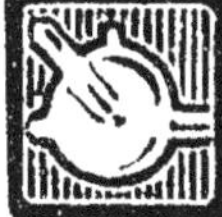 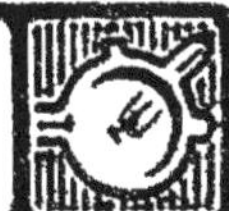

MASSON ET Cie
EDITEURS. PARIS

L'EXPLORATION

RADIOLOGIQUE

DES VOIES URINAIRES

L'EXPLORATION RADIOLOGIQUE DES VOIES URINAIRES

LITHIASES ET PROJECTILES DE GUERRE

PAR

Le Dr ARCELIN

CHEF DE SERVICE DE RADIOLOGIE A L'HOPITAL SAINT-JOSEPH
ET A L'HOPITAL SAINT-LUC

Avec 123 figures et planches hors texte

MASSON · ET · Cie · ÉDITEURS

LIBRAIRES DE L'ACADÉMIE DE MÉDECINE

120, BOULEVARD SAINT-GERMAIN, PARIS, VIe

1917

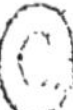

DIVISIONS DE L'OUVRAGE

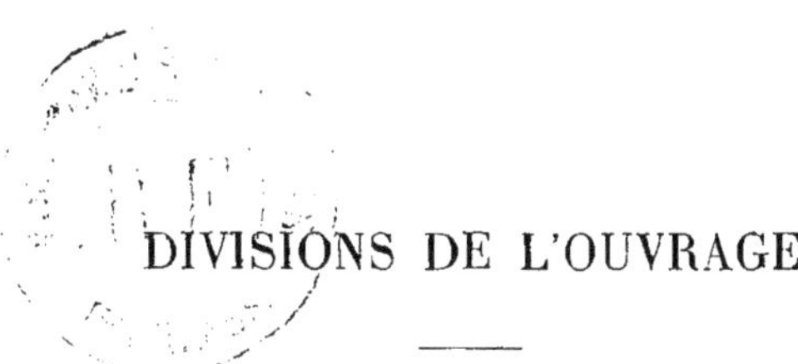

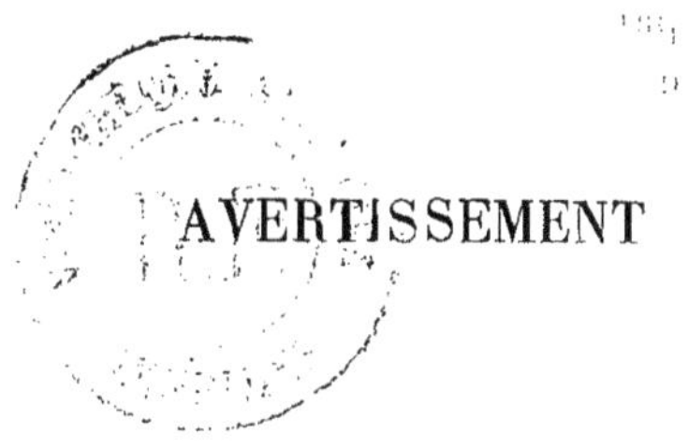

AVERTISSEMENT

Nous nous sommes proposé de présenter au lecteur le résultat de nos recherches sur l'exploration radiographique des voies urinaires. Nous avons laissé de côté toute discussion concernant telle ou telle méthode, comme toute recherche bibliographique.

L'idée dominante de ce travail a été de mettre en relief la nécessité de la perfection dans la technique radiologique. Pour faire un diagnostic, lorsque le radiographe se trouve en présence d'un urinaire, il ne suffit pas de mettre le malade devant l'ampoule et de faire passer le courant pendant quelques secondes ou quelques minutes. Si cette méthode simple suffit pour voir grossièrement une fracture ou une luxation, elle est totalement insuffisante pour la recherche d'un calcul urinaire, pour situer la position d'un rein. La faible opacité des formations lithiasiques, la mobilité du contenu de la loge rénale, si l'on veut enregistrer sur la plaque radiographique tous les détails susceptibles d'être perçus, exigent une technique spéciale. Nous nous sommes efforcés de la faire connaitre au lecteur dans ses moindres détails.

La tâche du radiologue n'est pas terminée lorsqu'il a obtenu une radiographie parfaite. L'image qu'il a devant les yeux est le résultat d'une série d'autres portées appartenant à des plans très différents les uns des autres. Il faut interpréter cette image radiographique c'est-à-dire attribuer à chaque plan anatomique la part qui lui revient dans la formation de l'épreuve.

Si cette distinction est quelquefois possible par les procédés radiographiques seuls il arrive souvent que la solution du problème ne peut être donnée que par l'association étroite des moyens radiographiques et cliniques, les uns éclairant les autres. L'exploration des voies urinaires a bien mis en relief cette nécessité des temps modernes qui consiste à réunir un ensemble de signes par des méthodes très différentes pour établir un diagnostic. En urologie, la collaboration radio-chirurgicale est devenue un véritable dogme.

Nous avons illustré notre travail d'un certain nombre de dessins au trait, reproduisant les résultats essentiels de nos radiographies. Nous n'avons pas cru devoir augmenter le nombre des simili-gravures parce qu'habituellement ce mode d'illustration dénature le caractère de la meilleure des radiographies. La lecture d'un cliché n'est possible qu'en bonne lumière, les épreuves sur papier ne sont que de mauvaises contrefaçons.

Lyon, juillet 1914.

Ce travail était écrit, les épreuves en cours de correction lorsque la mobilisation est venue interrompre nos recherches. Il a fallu quitter le laboratoire de radiographie de l'hôpital Saint-Joseph pour assurer le service radiographique de l'hôpital militaire Desgenettes. Nous y avons trouvé les matériaux d'un nouveau chapitre, la recherche et la localisation des projectiles de guerre au niveau des voies urinaires.

Aux armées, février 1917.

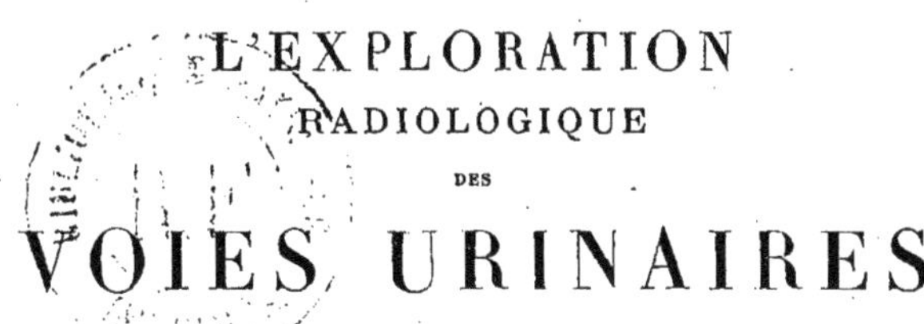

CHAPITRE PREMIER

HISTORIQUE

Aussitôt la découverte de Roentgen publiée (décembre 1895) les urologues cherchèrent à utiliser les rayons X pour diagnostiquer sur le vivant les affections lithiasiques des voies urinaires. Ce n'est que plus tard que la radiographie s'appliqua à diagnostiquer les autres affections des voies urinaires. La nouvelle méthode d'exploration donne de tels résultats qu'il n'est pas exagéré de dire aujourd'hui que l'examen d'un urinaire n'est pas complet si l'exploration radiographique n'a pas été pratiquée. S'il s'agit d'un lithiasique nous pouvons aller plus loin et dire qu'un urologue digne de ce nom, à moins d'urgence, n'interviendra plus à l'avenir sur un malade non soumis préalablement à l'examen radiographique.

La radiologie doit donc à l'urologie une profonde reconnaissance pour lui avoir ouvert ses portes toutes grandes, l'avoir associée à ses recherches et à ses progrès. Il est juste de rappeler ici les noms de ceux qui ont posé les premières pierres de l'édifice et qui l'ont construit un peu plus tard.

En 1896 quelques mois après la découverte de Roentgen, Guyon présente à l'Académie des sciences les recherches de Chapuis et Chauvel. Ces auteurs concluent à la possibilité du radiodiagnostic des calculs urinaires. Macintyre publie le premier cas de radiodiagnostic confirmé par une intervention. Dès lors la voie est ouverte. Il ne reste qu'à perfectionner les procédés primitifs. En 1901 Guilloz présente à l'Académie des sciences une note pour montrer l'utilité d'un diaphragme placé au-devant de l'ampoule.

En 1902, Albers-Schonberg utilise la découverte de Guilloz et construit son support-compresseur, qui réalise un énorme progrès dans la technique de cette époque.

En 1903, Béclère présente à l'association française pour l'avancement des sciences une excellente mise au point de la technique : radiographie totale des voies urinaires, utilisation d'un diaphragme, compression au moyen d'un ballon de caoutchouc.

Parallèlement à ces recherches, les cliniciens associent le cathétérisme des uretères à la radiographie. Dès 1901 Geza-von-Illyes indique le procédé de localisation des calculs de l'uretère au moyen d'une sonde opaque introduite dans l'uretère et radiographiée en place. En 1905 Woelker et Lictenberg pratiquent les premières pyélographies.

Depuis cette époque, les perfectionnements n'ont porté que sur des détails de technique. Ainsi en 1908 l'apparition de la radiographie rapide ou instantanée marque un notable progrès. En 1913, Pasteau et Belot présentent une sonde urétérale à division visible sur la radiographie.

En même temps on apprend à lire les radiographies, à reconnaître les ombres des vrais calculs et à les distinguer des faux calculs. En France, Cathelin fut le premier en 1905 à signaler certaines causes d'erreur dans le diagnostic radiographique de la lithiase réno-urétérale.

Les publications concernant l'exploration radiographique des voies urinaires et ses résultats se sont multipliées à l'infini. Nous ne voulons pas donner ici une bibliographie de la question que l'on trouvera facilement soit dans l'Encyclopédie française d'urologie, soit dans le bel ouvrage d'Hœnish soit dans celui d'Immelmann. La bibliographie des travaux russes est consignée dans le bel ouvrage de M. Kousnezxy. Nous nous contenterons de rappeler ici les noms des radiologues français qui ont le plus contribué à faire avancer la question : à Paris Béclère, Contremoulins, Infroit, Belot, puis plus tardivement Legueu et Maingot ; à

Nancy : Guilloz ; à Bordeaux : Bergonié ; à Lyon : Destot, Barjon, Nogier, Arcelin.

L'utilisation de la radiologie en urologie a marqué un véritable progrès en chirurgie urinaire particulièrement dans le domaine de la lithiase. La précision dans le diagnostic a permis de varier les opérations suivant la position, la dimension, le nombre des calculs. Il revient au chirurgien lyonnais Rafin d'avoir précisé en France les indications de pyélotomie. La néphrotomie a donné de meilleurs résultats depuis que la radiographie montre au chirurgien tous les calculs à extraire. Le cathétérisme des uretères associé à la radiographie permet de distinguer facilement l'ombre d'un vrai calcul de celle d'un faux calcul. Depuis 1906 cette méthode est systématiquement appliquée dans le service des voies urinaires de l'hôpital Saint-Joseph de Lyon. D'une manière générale, nous pouvons dire que la chirurgie de la lithiase réno-urétérale date de l'utilisation de la radiographie.

Progressivement, la radiologie a étendu son domaine à l'étude des autres affections des voies urinaires. Par une meilleure technique, les contours du rein sont visibles sur la plaque. On peut ainsi localiser le rein, étudier sa forme, dire s'il est en place ou non, s'il est gros ou petit. La pyélographie ou méthode de Wolker et Lictenberg donne encore une précision plus grande pour la localisation. En même temps elle indique toutes les modifications de forme et de topographie de l'arbre urinaire depuis le calice le plus élevé jusqu'à la vessie.

Sans entrer dans d'autres détails, nous dirons que l'exploration radiographique permet aujourd'hui d'avoir des notions très précises sur la morphologie des voies urinaires. A côté de l'étude fonctionnelle du système urinaire et des résultats de l'examen clinique et instrumental l'exploration radiographique a une place bien définie à occuper. Il ne faut donc pas vouloir isoler l'examen radiographique et en faire un moyen de contrôle se dressant en face de la clinique avec des droits souverains. D'une façon générale l'examen radiologique a un rôle plus modeste, mais plus sûr à remplir. Il vient compléter à son heure et à sa place le diagnostic clinique. Il vient éclairer merveilleusement l'interprétation des symptômes fonctionnels, des signes morbides méthodiquement étudiés. Vouloir attribuer à l'exploration radiologique une autre place et un autre rôle c'est faire

fausse route, s'exposer volontairement à de regrettables erreurs
pour le malade, le clinicien et le radiologue.

Il faut donc qu'il s'établisse un contact intime, étroit, perma-
nent entre le chirurgien et le radiologue. Il faut que les résultats
cliniques, radiologiques convergent tous vers le même but : l'établissement d'un diagnostic précis complété par les indications
opératoires.

Après 18 ans de recherches dans tous les pays du monde, il
semble que cette conception du vrai rôle de la radiographie a
pénétré partout. Il n'existe plus un service d'urologie digne de
ce nom, qui ne soit doté, à côté du laboratoire de chimie et de
bactériologie, d'un laboratoire de radiographie travaillant sous
la direction du chef de service.

CHAPITRE II

EXPOSÉ DES MATÉRIAUX

Les recherches radiographiques qui servent de base à cet ouvrage ont été faites de mai 1906 à mai 1913. Elles ont toujours été associées à l'examen clinique et instrumental le plus minutieux. Les vérifications opératoires, les constatations d'autopsie ont été comparées aux radiographies obtenues sur le vivant.

La majorité de ces recherches a été pratiquée en collaboration avec Rafin, chirurgien de l'hôpital Saint-Joseph. La précision de sa méthode, la rigoureuse exactitude de ses observations, la recherche des résultats éloignés en chirurgie urinaire ont permis de mettre en évidence la très grande importance du diagnostic radiologique en urologie. Nous avons l'agréable devoir de lui exprimer ici notre plus vive reconnaissance.

Nous tenons également à exprimer notre gratitude vis-à-vis des nombreux chirurgiens et médecins qui nous ont confié l'examen de leurs malades. Grâce à leur concours, nous avons aujourd'hui une connaissance très approfondie de la question.

Tout d'abord, la radiographie n'a été utilisée qu'à la recherche et à la localisation des calculs urinaires. Puis, peu à peu le champ des investigations radiologiques s'est étendu. Frappé par les causes d'erreur possibles dans le diagnostic de la lithiase rénale et surtout urétérale, nous avons été amené à associer le cathétérisme urétéral à la radiographie. L'invisibilité de certains reins par la simple radiographie nous a conduit à utiliser l'injection de collargol dans les voies urinaires pour localiser le rein et l'uretère. La précision de ces données nous a poussé à employer la même méthode pour l'étude de la morphologie des calices, du bassinet, de l'uretère et de la vessie. Cette méthode nous a aussi permis d'envisager le problème du diagnostic des calculs d'acide urique pur invisibles par la radiographie simple.

Sur tous ces points, nous voudrions donner des statistiques montrant les succès et les échecs de la méthode d'examen radiographique. Sur beaucoup d'entre eux, nos travaux sont encore trop incomplets ou trop peu nombreux pour être résumés sous forme de chiffres. Nous nous contenterons de la statistique de nos examens radiographiques dans la lithiase rénale et urétérale suivis d'interventions ou de vérifications. Dans le développement de cet ouvrage nous nous servirons surtout de ces documents indiscutables ; nous laisserons habituellement de côté les diagnostics radiologiques dépourvus de contrôle.

I. — CALCULS DU REIN ET DE L'URETÈRE.

1° Statistique en collaboration avec Rafin :

A) Calculs du rein recherchés et trouvés opératoirement après diagnostic radiographique positif. . .   61

B) Calcul du rein trouvé opératoirement après diagnostic radiographique négatif.   1

C) Calculs de l'uretère pelvien recherchés opératoirement après diagnostic radiographique positif. . .   6

D) Calcul de l'uretère pelvien trouvé à l'intervention après diagnostic radiographique négatif.   1

TOTAL.   69

Soit 69 calculs recherchés après diagnostic radiographique dont 2 négatifs (1 calcul invisible au niveau du rein par suite du manque de compression, 1 calcul invisible au niveau de l'uretère pelvien, acide urique pur).

Pour ces 69 calculs, il a été pratiqué 71 interventions. Sur un même rein une pyélotomie fut suivie d'une néphrotomie du pôle inférieur pour extraire deux petits calculs. Une urétéro-lithotomie fut suivie d'une pyélotomie, plusieurs calculs de l'uretère étant remontés dans le bassinet.

Ces interventions se répartissent ainsi :

Pyélotomies	17
Néphrotomie	28
Néphrectomie	19
Urétéroléthotomie	7
TOTAL	71

2° Statistique en collaboration avec

MM. Bérard,	calcul du rein	1
Gayet,	—	2
Giuliani,	—	5
Goullioud,	—	1
Guinard,	—	1
Jaboulay,	—	3
Jaboulay et Giuliani, calcul uretère pelvien.		1
Legueu,	calcul du rein	1
Nove Josserand,	—	3
Rochet,	—	1
Siraud,	—	1
Tixier,	—	1
	TOTAL	21

Soit 21 calculs recherchés après diagnostic radiographique positif par les interventions suivantes ;

a) Pyélotomie (M. Giuliani)	2
b) Néphrotomie	16
c) Néphrectomie	2
d) Urétérolithotomie (Jaboulay et Giuliani) . .	1
TOTAL	21

3° Statistiques diverses :

A) Calculs de l'uretère pelvien diagnostiqués par la radiographie et expulsés spontanément	5
B) Calculs de l'uretère pelvien invisibles à la radiographie et expulsés spontanément	2
C) Calcul de l'uretère pelvien invisible à la radiographie et expulsé après cathétérisme (Rafin)	1
D) Autopsies de reins radiographiés, mais non opérés . .	4
TOTAL	12

En résumé 102 examens radiographiques ont été suivis de vérifications diverses, soit : 92 interventions, 7 expulsions spontanées, 1 expulsion spontanée après cathétérisme, 4 autopsies.

Les interventions se répartissent ainsi :

Pyélotomies. 19
Néphrotomies. 44
Néphrectomies. 8
Urétérolithotomies. 21
                                            ──────
                        TOTAL. . . . 92

Chez deux opérés une double intervention fut pratiquée. Une pyélotomie fut suivie d'une néphrotomie (Rafin). Une urétérolithotomie d'une pyélotomie, plusieurs calculs situés dans l'uretère pelvien étant remontés pendant l'intervention jusqu'au bassinet (Rafin).

4° Statistique des erreurs d'interprétation portant sur 102 examens radiographiques suivis d'interventions ou de vérifications :

1 calcul stercoral pris pour un calcul du rein.. .   1
1 calcul biliaire   ──   .. .   1

Ces deux observations seront étudiées ultérieurement avec tous les détails nécessaires.

5° Statistique des diagnostics radiographiques non confirmés à l'intervention et portant sur 102 examens radiographiques suivis d'interventions ou de vérifications.

1 ombre au niveau de 4e vertèbre lombaire recherchée par néphrotomie sans succès..   1
Plusieurs ombres de calculs au niveau d'un rein droit non trouvées à la néphrotomie, mais à l'autopsie quelques mois plus tard.   1

6° Statistique des calculs passés inaperçus à la radiographie sur le vivant portant sur 102 examens radiographiques suivis d'interventions ou de vérifications.

1 calcul de $3^{gr},20$ opaque aux rayons X (phosphate de chaux et oxalate prédominant) passe inaperçu à la radiographie, la compression pour immobiliser le rein ayant été interdite par le chirurgien.   1
1 calcul de $0^{gr},47$ (acide urique pur) est invisible à la radiographie sur le vivant, sur le rein enlevé, mais trouvé à l'autopsie.   1
4 calculs d'acide urique pur ($0^{gr},25$, $0^{gr},32$, $0^{gr},24$. $0^{gr},26$) invisibles à la radiographie au niveau de l'extrémité inférieure de l'uretère.   4

II. — Répartition des calculs du rein et de l'uretère.

Il est intéressant de savoir comment se répartissent ces calculs opérés, expulsés spontanément ou trouvés à l'autopsie. Pour établir cette proportion, nous laissons de côté les deux erreurs de diagnostic signalées plus haut. Il nous reste 100 examens radiographiques suivis de vérifications diverses. Mais pour présenter la proportion de la *lithiase bilatérale* nous sommes obligés d'ajouter 4 cas de lithiase qu'ont présentés nos malades, malheureusement dépourvus de contrôle ou d'examen préalable. 1 malade a été opérée après une radiographie incomplète. 2 malades n'ont été opérés que d'un seul côté. 1 malade avait été opéré d'un côté avant l'utilisation de la radiographie.

Un seul de nos malades a présenté simultanément un calcul du bassinet et un calcul de l'uretère pelvien du même côté. Ce calcul de l'uretère pelvien n'a été reconnu que par la radiographie, seul le calcul du bassinet a été recherché par une néphrotomie.

L'ensemble de ces calculs se répartit sur 94 sujets.

REIN DROIT	REIN GAUCHE	URETÈRE DROIT	URETÈRE GAUCHE
53	34	6	12

Sur 94 sujets examinés et suivis méthodiquement nous trouvons 10 cas de lithiase bilatérale, soit 10,63 pour 100.

Le rein droit semble être de préférence le siège des calculs du rein. En bloc nous trouvons 53 calculs à droite contre 34 à gauche. Si l'on prend seulement la statistique des calculs opérés par pyélotomie (calcul unique, aseptique ou peu infecté) on en trouve 15 à droite contre 3 à gauche ; soit 5 fois plus à droite qu'à gauche.

Par contre, l'uretère gauche semble plus facilement retenir un calcul au niveau de son extrémité inférieure que l'uretère droit. Dans notre statistique, nous avons 12 calculs de l'extrémité inférieure de l'uretère gauche contre 6 à droite.

Ces remarques seront peut-être infirmées ultérieurement par

une statistique plus nombreuse. Nous les donnons comme provisoires.

III. — Méthode d'observation.

Pour nous rendre compte de la valeur du diagnostic radiographique, nous avons tenu à assister, radiographies en main, à toutes les interventions pratiquées sur les malades que nous avions examinés.

Après les 19 pyélotomies, nous avons comparé le calcul enlevé à l'ombre radiographique obtenue antérieurement. Nous avons suivi les opérés et les avons radiographiés à diverses occasions. A la suite d'une pyélotomie, la néphrectomie a dû être pratiquée d'urgence pour hémorragie grave. L'examen méticuleux du rein nous a permis de constater qu'il était resté dans le bassinet un minuscule fragment de calcul (calcul cristallisé). Ce fragment aurait pu être expulsé par les voies naturelles comme il aurait pu donner naissance à une récidive. Dans un autre cas, 15 mois après l'intervention la radiographie a montré une récidive. Jusqu'à ce jour, les 17 autres pyélotomies ne nous ont pas montré de récidives ni à l'examen clinique, ni à l'examen radiographique.

Il en a été de même pour les malades opérés par Rafin par néphrotomie. Les calculs trouvés à l'intervention ont toujours été comparés à la radiographie. A la suite de huit décès plus ou moins éloignés de l'intervention, les pièces anatomiques ont été soigneusement examinées et radiographiées. Les malades guéris ont été suivis méthodiquement.

Enfin, les reins néphrectomisés ont été radiographiés aussitôt après l'intervention, puis étudiés. La radiographie de la pièce a été comparée à celle obtenue sur le vivant.

L'analyse chimique des calculs a été faite par un spécialiste compétent (M. Merieux). Les calculs ont été radiographiés pour l'étude de leur opacité aux rayons X.

Les diagnostics radiographiques suivis d'intervention ont été pratiqués avec les outillages les plus divers : machines statiques à 12 plateaux de Drault, bobines à interrupteur moto-magnétique, bobines Rochefort-Gaiffe n° 3, bobine Ropiquet, redresseur haute tension sur courant alternatif triphasé type Maury.

Divers supports d'ampoule nous ont servi particulièrement celui de Drault, celui de Maury construit sur nos indications.

Les épreuves ont été obtenues avec plaques Lumière étiquette bleue avec ou sans écran renforçateur. Nous avons utilisé les écrans de fabrication française.

La distance anticathode-plaque a été des plus variables : 50 centimètres, 60 centimètres, 100 centimètres suivant les producteurs de courants utilisés, l'épaisseur des malades, les expériences en cours. Mais habituellement nous avons utilisé la même distance pour une même série de recherches, quelle que soit l'épaisseur des divers malades de la série.

Le temps de pose a varié dans de larges proportions de 25 minutes à 1/10 de seconde.

Un seul mode de compression a été employé, le ballon de caoutchouc gonflé par une soufflerie et maintenu par un tambour indépendant du porte-ampoule.

Les sujets examinés ont été des plus variables, hommes ou femmes, enfants ou adultes, purgés et à jeun au moment de l'exploration radiographique, ou bien au contraire dépourvus de toute préparation.

IV. — RECHERCHES DIVERSES.

Calculs vésicaux. — Nous avons eu l'occasion d'en rechercher une cinquantaine environ. Il n'est pas exagéré de dire qu'environ la moitié de ceux-ci nous ont échappé par suite de leur composition chimique (acide urique pur). Le diagnostic étant précisé par l'examen instrumental, nous avons profité de quelques-uns de ces calculs pour étudier leur diagnostic radiographique au moyen de certains artifices : injection de solution de collargol et injection d'air dans la vessie. Les malades de Rafin atteints de calculs vésicaux ont été radiographiés dans la totalité de leurs voies urinaires.

Cathétérisme de l'uretère associé à la radiographie. — Chez plus de quarante malades, nous avons été amené à pratiquer ces examens combinés. Ils nous ont servi à faire le diagnostic différentiel de certains corps étrangers aux voies urinaires d'avec de vrais calculs (Kyste dermoïde de l'ovaire, ombres sur le trajet de l'uretère chez des tuberculeux rénaux, corps étrangers non identifiés sur le trajet de l'uretère, etc.).

Pyélographie. — Chez une trentaine de malades nous avons eu recours à ce moyen soit pour localiser le rein et le différencier d'une tumeur abdominale soit pour étudier les dilatations des calices, du bassinet, des uretères. Nous avons pu comparer ces données morphologiques et les compléter par l'examen fonctionnel des reins.

Cystographie. — Nous avons aussi étudié l'aspect de la vessie normale et pathologique après injections de collargol. Cette méthode est des plus précieuse pour mettre en relief les diverticules et cellules de la paroi vésicale, elle permet aussi de rendre visibles certains calculs non diagnosticables par la radiographie simple. Chez certains malades, au lieu de la solution de collargol, nous avons utilisé l'injection de gaz intra-vésicale pour augmenter la visibilité de calculs urinaires pour délimiter l'emplacement de lav essie.

Corps étrangers des voies urinaires. — Au niveau du rein la radiographie a permis la localisation de l'extraction de balles de revolver. Adenot (de Lyon) a été un des premiers à utiliser la radiographie dans ce but. Au niveau de la vessie, la radiographie est appelée à un usage plus courant. Accidentellement une sonde, un thermomètre (chez la femme) peuvent pénétrer dans la vessie. Bien souvent les corps étrangers de la vessie sont introduits dans un tout autre motif, on trouve alors les corps étrangers les plus extraordinaires. La radiographie les montre si leur opacité aux rayons X est supérieure à celle des tissus.

CHAPITRE III

LES APPAREILS NÉCESSAIRES
POUR L'EXAMEN RADIOLOGIQUE DES VOIES URINAIRES

Pour donner au chirurgien et au médecin traitant un examen *valable* c'est-à-dire précisant toutes les indications susceptibles d'être recueillies à l'examen radiologique, il est indispensable de connaître parfaitement la technique spéciale et l'exploration des voies urinaires. Nous laisserons de côté toutes les indications générales supposées connues.

Actuellement l'utilisation journalière de la radiologie se généralisant, il importe de mettre au point les méthodes d'exploration radiologique de chaque organe et de chaque système. Il n'est plus permis de se contenter comme aux premiers jours de la découverte de Roentgen d'interposer au hasard le sujet entre l'ampoule et la plaque radiographique ou l'écran. Toute une série de précautions particulières permettent d'obtenir de superbes résultats là où les méthodes primitives ne donnaient aucun renseignement utilisable. Ce sont ces progrès de la technique qu'il est indispensable de faire connaître à tous ceux qui recourent aux lumières de la radiologie. Dans un avenir prochain, il est possible que chaque médecin ait chez lui une installation radiologique. S'il veut tirer de cette merveilleuse méthode d'exploration tout ce qu'elle peut donner, il lui sera indispensable de connaître parfaitement la technique générale de l'utilisation des rayons X et la technique particulière propre à l'examen de tel ou tel organe.

La radiographie appliquée à l'exploration des voies urinaires demande des connaissances spéciales pour pratiquer l'examen lui-même, pour interpréter les ombres révélées sur la plaque sensible ou l'écran. Sans une éducation particulière, on risque de commettre les erreurs les plus préjudiciables aux malades aussi bien en plus qu'en moins. Une radiographie faite dans de mauvaises conditions peut laisser échapper un volumineux calcul. Une bonne épreuve peut aussi faire attribuer à un calcul urinaire l'ombre d'un corps étranger aux voies urinaires. Ces erreurs se produisent même après une longue expérience soit par le fait d'examens incomplets, soit par suite de concordances ou de discordances entre les symptômes cliniques et les résultats radiographiques. Il importe donc de suivre une technique, une méthode des plus précises. Pour mettre ces principes en lumière, nous diviserons notre étude en une série de chapitres. Laissant de côté les dispositions de fortune que chacun peut inventer, nous n'aurons en vue que les installations spécialement disposées pour l'examen des voies urinaires. Si l'on veut étudier méthodiquement cette question, il est indispensable de procéder par ordre et d'examiner successivement chacun des appareils nécessaires.

I. — Les appareils producteurs de courant.

Les temps héroïques de la radiologie sont loin. Il fallait alors que chacun s'ingéniât à utiliser pour le mieux des instruments mal adaptés à leur but, d'un fonctionnement des plus irrégulier. Aujourd'hui l'industrie livre toute une série d'appareils producteurs de courant répondant parfaitement aux principaux desiderata.

Quelle que soit la source de courant utilisée, le transformateur doit répondre à certaines conditions.

1° Donner du courant de haute tension de même sens, continu ou interrompu.

2° Etre réglable tant au point de vue du voltage que du débit.

Les divers appareils susceptibles d'actionner une ampoule au degré de vide voulu, présentent de nombreuses différences. Parmi les constantes les plus importantes et en même temps les plus mal connues il faut citer en première ligne *la forme du courant,* de l'onde électrique produite à chaque décharge de l'appareil.

Les rayons X ne sont que le résultat d'une transformation de l'énergie électrique dans un milieu déterminé. Cette transformation est sous la dépendance d'un nombre considérable de facteurs.

Il semble, en particulier, que la forme du courant de décharge à travers l'ampoule joue un rôle des plus important. Une même quantité d'énergie électrique peut-être représentée par un voltage plus ou moins élevé, un ampérage plus ou moins considérable, un temps de décharge plus ou moins long. Tous ces facteurs interviennent pour modifier la qualité et la quantité des rayons X produits par cette même quantité d'énergie électrique traversant une ampoule amenée à tel degré de vide.

Sans entrer dans tous les détails que comporte la question, ce n'est pas ici la place, nous dirons simplement que le rendement d'une ampoule est d'autant meilleur que la brusquerie de la décharge est plus considérable. Cette notion conduit à chercher dans la pratique des transformateurs donnant dans le circuit de l'ampoule un très haut voltage. Les transformateurs à voltage limité échauffent considérablement l'anticathode pour donner une production minime de rayons X. Les transformateurs à très haut voltage, au contraire, produisent dans une ampoule convenablement réglée une plus grande quantité de rayons X pour un échauffement moindre de l'anticathode.

La composition du faisceau de rayons X émis par telle ampoule est sous la dépendance également de la forme du courant produit par le transformateur. Dans ces dernières années, les constructeurs se sont efforcés de livrer des transformateurs susceptibles de produire un faisceau de rayons X de telle qualité, c'est-à-dire répondant à tel degré du radiochromomètre Benoist. Ces recherches sont encore trop récentes pour qu'il soit permis d'insister davantage.

En pratique le radiologue peut choisir entre trois types de producteurs de courant de haute tension.

1° *La machine statique.* — Presque abandonnée en Europe, cette solution semble donner encore des résultats intéressants en Amérique où l'on emploie de gigantesques machines statiques à 40 plateaux et plus. Chez nous ce transformateur ne donne qu'un courant de haute tension de très faible intensité : quelques dixièmes de milliampère à un milliampère au plus. L'humidité de notre climat, en été surtout, rend son fonctionnement assez capricieux.

Pour ces motifs, aujourd'hui la machine statique est abandonnée ;

d'autres appareils plus puissants, plus réguliers dans leur marche
la remplacent avantageusement.

2º *La bobine d'induction* à circuit magnétique ouvert n'est
en somme que la bobine de Rumkorf perfectionnée et adaptée à
son utilisation radiologique. Il en existe de très nombreux modèles que nous ne décrirons pas ici. Mais suivant les idées générales
émises plus haut nous conseillons de rechercher le type de bobine
donnant au secondaire le voltage le plus élevé. Les bobines de
Drault, de Gaiffe sont parfaites à ce point de vue ; en outre elles
donnent une intensité assez élevée pour permettre la radiographie
rénale en quelques secondes, en période d'apnée.

La bobine est par excellence l'appareil fonctionnant sur courant continu avec une parfaite régularité. L'interrupteur inter-
calé sur le primaire est généralement, en France, la turbine à
mercure et à diaélectrique gazeux. Suivant la bobine utilisée,
cet interrupteur présentera telle ou telle caractéristique. Il
importe en particulier que cet appareil harmonise le temps de
charge de la bobine avec sa constante de temps. Si le temps de
passage du courant est trop court, la bobine se charge impar-
faitement et ne donne pas son rendement maximum. En même
temps, pour une vitesse donnée de l'interrupteur, il est indispensable que l'interrupteur ait une certaine dimension et cela
pour deux raisons : 1º éviter les courts-circuits ; 2º donner une
rupture assez brusque du courant primaire. On sait en effet que
le rendement de la bobine est sous la dépendance de ce facteur.

Parmi les interrupteurs à mercure, un des meilleurs sinon le
meilleur est celui de Ropiquet. La cuve étant de grande dimension, la rupture du courant primaire se fait dans d'excellentes
conditions.

L'originalité et l'intérêt de cet instrument sont constitués par
le dispositif qui permet de modifier le temps de charge de la
bobine, c'est-à-dire le temps de passage du courant dans le primaire de la bobine. Rien n'est plus facile avec l'interrupteur
Ropiquet que de partir d'un temps nul pour arriver au temps
maximum assurant la charge maxima de la bobine. Ce dispositif
supprime le rhéostat de réglage du courant primaire. Il écono-
mise ainsi le courant transformé en chaleur par le rhéostat de
réglage des autres dispositifs.

En effet dans toutes les autres combinaisons, le temps de charge est constant et les variations d'intensité s'obtiennent par les variations du voltage au primaire de la bobine, au moyen de résistances.

Il y a donc là un dispositif original, particulièrement remarquable au point de vue du réglage des bobines sur courant continu. Son fonctionnement est irréprochable.

Nous signalerons aussi les interrupteurs électrolytiques, mais sans insister car ils sont peu utilisés en France. Ce sont de bons instruments peut-être trop délaissés.

La bobine fonctionnant sur interrupteur à mercure donne au secondaire deux ondes de sens contraire, l'une au moment de la fermeture du courant primaire et de sens inverse, l'autre au moment de la rupture du courant primaire et de même sens. Or pour le bon fonctionnement d'un tube Roentgen, il est indispensable d'avoir du courant de haute tension toujours de même sens. L'onde inverse de fermeture, beaucoup moins élevée en voltage que l'onde de rupture, par conséquent peu propre à la production des rayons X, doit être éliminée pour ne garder que l'onde de rupture dans le circuit d'utilisation.

On arrive à ce résultat par l'interposition d'une soupape ; il en existe plusieurs types : les soupapes à vide dont la plus connue est celle de Villar, et les soupapes mécaniques (Maury, Ropiquet, Drault).

Le principe de ces dernières est assez simple. Il consiste à intercaler sur le circuit secondaire un grand interrupteur tournant, commandé par l'axe de la turbine à mercure. Cet interrupteur est réglé de façon à ouvrir le circuit secondaire au moment de la production de l'onde de fermeture et de le fermer au moment de l'onde de rupture.

Nous utilisons depuis quatre ans un semblable dispositif dans notre laboratoire de l'hôpital Saint-Joseph et nous en sommes parfaitement satisfait. Une fois réglé, cet appareil supprime tous les ennuis de réglage, de réparation, d'entretien que demandent les soupapes à vide.

Les bobines avec interrupteur à mercure fournissent environ de 3 000 à 6 000 interruptions à la minute, chaque interruption donne naissance à un courant de haute tension qui, en traversant le tube Rœntgen, se transforme en une certaine quantité de rayons X. Ces doses produites pendant des temps très courts s'additionnent et finissent au bout d'un temps donné par impressionner la plaque sensible.

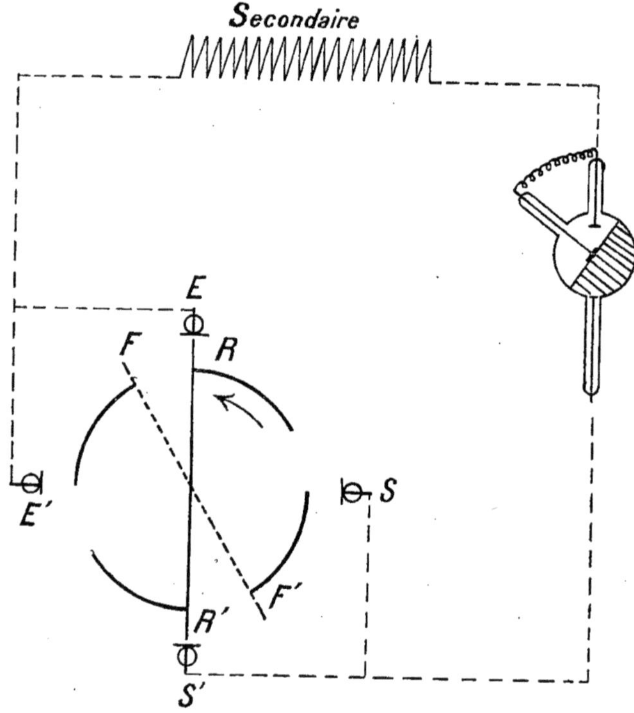

Fig. 1. — Schéma de soupape mécanique Maury.

Au moment de la rupture du courant primaire, le circuit secondaire est fermé en R R'. — Au moment de la fermeture du circuit primaire, le circuit secondaire est ouvert en F F'. L'onde inverse ne peut passer.

Dans ces dernières années, les constructeurs allemands ont cherché à remplacer cette série de décharges par une seule décharge de très haut voltage et de très grande intensité. Une bobine de très grande dimension est branchée sur un courant continu, le courant passe et lorsqu'il atteint une certaine intensité il produit l'explosion d'un fusible. Cette très brusque rupture du courant primaire donne naissance au secondaire à un courant de très grande puissance. Le temps de décharge de ce courant à travers le tube Rœntgen dure 1/50 à 1/100 de seconde.

La quantité de rayons X est suffisante pour obtenir, avec écran renforçateur, de superbes radiographies de thorax. Il ne semble pas que les appareils actuels permettent d'obtenir dans les mêmes conditions, de bonnes radiographies urinaires chez des sujets un peu épais. Des perfectionnements ultérieurs donneront peut-être une solution des plus intéressantes pour la radiographie instantanée des voies urinaires.

Sur courant alternatif, la bobine d'induction peut également fonctionner à condition d'actionner la turbine à mercure par un moteur synchrone. Les constructeurs se sont ingéniés à perfectionner ce mode de production de rayons X. Certaines combinaisons utilisent les deux demi-périodes du courant alternatif, accrochent automatiquement le moteur synchrone sur telle ou telle demi-période, etc. Malgré tous ces perfectionnements, sur courant alternatif, le fonctionnement d'une bobine est moins régulier, moins bon que sur courant continu. D'autres appareils dont nous allons parler remplacent avantageusement sur courant alternatif la bobine d'induction à circuit magnétique ouvert.

3° *Commutateurs tournants.* — Ces appareils représentent le meilleur type fonctionnant sur courant alternatif. Leur marche est d'une régularité parfaite, leur puissance supérieure à celle de la meilleure bobine sur courant continu. Le principe de ces appareils est des plus simple. Il consiste à brancher un transformateur à circuit magnétique fermé sur une source de courant alternatif à basse tension. Le secondaire du transformateur donne du courant alternatif de haute tension que l'on redresse au moyen d'un commutateur. Celui-ci est actionné soit par un moteur synchrone soit par l'arbre de la dynamo productrice du courant alternatif basse tension. Ces appareils donnent dans le circuit de l'ampoule du courant toujours de même sens. La soupape à vide ou mécanique est supprimée. Nous ne décrivons pas ici tous les modèles de contacts tournants. Ils sont nombreux. Inventé en Amérique par Snook, ce dispositif a été mis au point dans la suite en Allemagne, puis les constructeurs français se sont attelés tardivement à leur construction, Maury à Lyon, puis Gaiffe et Drault présentent aujourd'hui d'excellents modèles. Delon, ingénieur à la Société française des câbles électriques a inventé une ingénieuse modification du type primitif en intercalant un condensateur de haute tension. Par ce moyen, le voltage du transformateur se trouve doublé aux bornes de l'ampoule.

La puissance de ces appareils est pour ainsi dire illimitée. L'industrie sait construire des transformateurs de très haut voltage et de grande intensité. En pratique un transformateur de quelques kilowatts sera suffisant. Si les producteurs de courant ont atteint un haut degré de perfectionnement et de robustesse, l'ampoule productrice de rayons X est restée, en dépit des recherches les plus nombreuses, bien fragile et bien imparfaite ! C'est encore le pot de terre contre le pot de fer.

4° *Conclusions et conseils pratiques.* — Sans entrer dans beaucoup de détails, il faut rappeler ici qu'en radiographie rénale la rapidité d'impression de la plaque sensible est une condition *sine qua non* pour obtenir un examen valable. En effet le rein et les calculs sont mobiles sous l'action de la respiration, des battements artériels. Ces derniers n'ont qu'une importance secondaire ; mais il importe d'éviter les mouvements dus au jeu du diaphragme. *Pour arriver à ce résultat il est indispensable d'obtenir des radiographies, sur un sujet même très épais, en un temps inférieur à la période d'apnée.*

Les grands modèles de bobines à circuit magnétique ouvert permettent d'obtenir de bonnes épreuves en un temps variable de 5 à 25 secondes suivant la distance anticathode plaque, suivant l'épaisseur du sujet.

Les commutateurs tournants réduisent ces durées à 1, 2 ou 3 secondes. Il est donc certain que ces appareils sont préférables.

Cependant si l'on ne peut recourir aux commutateurs tournants pour une raison quelconque, on obtiendra avec les bobines à circuit magnétique ouvert des temps de pose beaucoup plus courts par l'utilisation des écrans renforçateurs. Comme nous le dirons plus loin, les épreuves ainsi obtenues sont suffisantes pour faire un diagnostic, même le plus délicat.

En combinant l'utilisation des écrans renforçateurs à celle d'un commutateur tournant, il est possible d'obtenir de splendides radiographies rénales en une fraction de seconde.

En résumé, pour faire un examen *valable* des voies urinaires, il faut avoir les appareils permettant d'impressionner la plaque dans un temps inférieur à celui de la période d'apnée du sujet.

Celui-ci est des plus variables, chez certains sujets il dépassera facilement 3o secondes, chez d'autres il atteindra à peine 5 à 6 secondes. En pratique le radiologue devra posséder un producteur de courant lui permettant d'obtenir une épreuve en quelques secondes sur un sujet de 25 à 3o centimètres d'épaisseur. Chez l'enfant, il obtiendra avec ce même appareillage des épreuves parfaites en moins d'une seconde.

Ces idées ne sont pas partagées par tout le monde. Ainsi à plusieurs occasions nous avons présenté nos méthodes et nos résultats devant la Société des médecins praticiens de Lyon et de la région [6]. Chaque fois un physicien bien connu M. Chanoz a pris la parole pour déclarer que la radiographie *instantanée* était *inutile, coûteuse* et *dangereuse,* qu'en pratique la radiographie rapide était *inutile.* que, pour éviter les erreurs dues aux déplacements pendant le temps de pose il suffirait de placer l'anticathode à 8o centimètres de la plaque et de bien immobiliser le sujet.

Nous ne nous amuserons pas à répondre à ces critiques enfantines. Autant il paraîtrait puéril de dire que les progrès réalisés en photographie ne signifient rien et qu'il vaudrait mieux revenir aux primitifs progrès de Daguerre ! En dépit du laudator temporis acti, les progrès de la technique se feront jour progressivement. Si certains malades n'en bénéficient pas encore, il ne faudra accuser que ceux qui s'obstinent à ne pas vouloir comprendre que la science n'est pas immuable et qu'elle progresse chaque jour.

Au début de nos recherches en radiographie rénale, nous avons utilisé des poses très longues de 15 à 25 minutes. Mais les constatations opératoires et les vérifications d'autopsie nous ont amené à chercher des temps de pose beaucoup plus courts. Certains calculs de petite dimension par suite de leur mobilité pendant l'impression de la plaque ne donnaient aucune ombre diagnosticable. Seuls les calculs d'un certain volume étaient reconnaissables. C'est pour cette raison que progressivement nous avons cherché à diminuer le temps de pose. En comparant nos clichés d'autrefois et ceux d'aujourd'hui, peut-être trouverions-nous nos anciens clichés obtenus à la machine statique plus parfaits,

---

1. *Journal des médecins praticiens de Lyon et de la région,* 15 mars 1911, p. 109-112 et 15 avril 1913, p. 123-128.

comme contraste, transparence, finesse de détails que ceux obtenus avec les transformateurs les plus modernes. Cette remarque ne s'applique qu'aux plaques obtenues sur des malades restant parfaitement immobiles pendant de longues minutes. Ce n'est qu'une très petite minorité ! Pour les sujets nerveux, les enfants, les reins et les calculs très mobiles, la diminution du temps de pose a marqué un immense progrès.

Nous terminons ce chapitre en conseillant à ceux qui voudront aborder la radiographie urinaire de visiter les laboratoires, de voir en pratique ce que valent les divers appareils, d'éviter de choisir leur installation d'après un catalogue. Ce voyage d'étude leur évitera plus d'un déboire !

II. — LES AMPOULES GÉNÉRATRICES DE RAYONS X.

Nous n'entrerons pas dans la description détaillée des divers modèles d'ampoules. Nous exposerons simplement quelques idées générales sur leur fonctionnement.

C'est à l'intérieur de l'ampoule que se fait la transformation de l'énergie électrique en énergie radiante (rayons X). En effet, lorsque le vide est poussé très loin, au degré voulu, la décharge d'un transformateur électrique dans ce milieu gazeux ne se fait plus sous la forme d'une étincelle. Cette décharge donne naissance à un faisceau de rayons cathodiques. Grâce à la forme de la cathode, étudiée pour chaque ampoule, le faisceau cathodique vient frapper l'anticathode en un point aussi limité que possible. C'est de ce point que partent les rayons X produits par les rayons cathodiques rencontrant l'anticathode. En même temps, ce choc cathodique produit de la chaleur et un effet d'emboutissage.

Si l'anticathode est mince, elle est percée et fondue. Pour remédier à cet inconvénient, les constructeurs se sont efforcés d'utiliser des métaux à point de fusion très élevé et de dissiper la chaleur produite.

Généralement l'anticathode est constituée par du platine, du chrome ou du tungstène. Cette surface destinée à recevoir le choc cathodique est portée par une masse de métal, cuivre ou argent, bonne conductrice de la chaleur. Grâce à cette combinaison, la chaleur peut facilement être dissipée au-dehors de l'ampoule. Sur certaines ampoules, c'est un radiateur à ailettes qui jouera ce rôle, sur d'autres c'est une certaine quantité d'eau contenue dans l'anticathode. Dernièrement on a cherché à enlever rapidement cette chaleur par le courant d'air rapide d'un ventilateur électrique.

Quels que soient les perfectionnements apportés, les ampoules actuelles ne résistent que pendant des temps relativement courts aux énormes décharges des transformateurs actuels. Le platine, le chrome, le tungstène sont rapidement fondus. Puis lorsque l'anticathode résiste, il arrive aussi que la cathode, ou la paroi de l'ampoule s'échauffe et fonde.

En radiographie urinaire, ayant à traverser la partie la plus épaisse du sujet et à impressionner la plaque sensible dans le temps le plus court, il faut apprendre à choisir les ampoules les plus résistantes et à les conduire.

Une ampoule neuve, même choisie parmi les meilleures, n'est pas apte à fournir une bonne radiographie urinaire dès le début de sa carrière. Il lui faut un certain temps d'usage et de formation. En effet, une ampoule sortant de l'usine contient encore des gaz dans sa paroi de verre et dans la masse métallique de l'anticathode. Sous l'influence de la chaleur produite par le fonctionnement de l'ampoule, une certaine quantité de ces gaz se dégage à l'intérieur de l'ampoule et en modifie le degré de vide. Par suite, la qualité des rayons X se trouve modifiée. Suivant le terme employé, l'ampoule mollit. Si l'on n'arrête pas immédiatement le courant, on risque de détériorer définitivement l'ampoule.

Pendant le passage du courant à travers l'ampoule, il se produit normalement un phénomène inverse. La quantité de gaz contenue dans l'ampoule tend à diminuer. L'ampoule durcit.

La qualité des rayons X émis est sous la dépendance du degré de vide de l'ampoule. Il est donc indispensable que la tension des gaz soit maintenue constante pendant la durée du temps de pose. Pour obtenir ce résultat, il faut n'utiliser que des ampoules arrivées à leur état de maturité, c'est-à-dire ne dégageant plus de gaz en excès. Quant à la diminution des gaz pendant le fonctionnement, elle est compensée au moyen du régulateur dont est munie chaque ampoule.

Certains tubes à masse métallique considérable se règlent pour ainsi dire automatiquement. La quantité de gaz dégagée sous l'influence de la chaleur compense celle qui a disparu par le fait du fonctionnement. Il en est ainsi des excellents tubes Pilon. Par contre les ampoules de petit diamètre, à faible masse métallique, demandent un réglage beaucoup plus fréquent.

Ces données doivent toujours être présentes à l'esprit de celui qui fait une radiographie. La conduite d'un tube producteur de rayons X est un art délicat. Ce n'est qu'après une certaine pratique que l'on arrive à en connaître le fonctionnement et le réglage.

Pour aborder la radiographie de l'appareil urinaire, cette connaissance est de première nécessité. Si bien souvent les épreuves ne sont pas bonnes c'est parce que l'ampoule n'était pas au point. Pour obtenir d'excellentes épreuves, il est indispensable de doser exactement la qualité et la quantité des rayons X utilisés.

La qualité des rayons X est sous la dépendance de la forme du courant utilisé et du degré de vide de l'ampoule. Cette qualité moyenne du faisceau de rayons X s'apprécie au moyen d'un appareil bien connu : le radiochromomètre de Benoist. On peut se rendre compte facilement de l'influence de la forme du courant de haute tension sur la qualité du faisceau produit en actionnant successivement le même tube, au même degré de vide, avec une bobine et ensuite avec un transformateur statique. Sur un même appareil on observe également des variations notables du degré de pénétration du faisceau produit en faisant varier le voltage. La qualité du rayonnement varie d'un appareil à l'autre, sur un même appareil avec le voltage. Une ampoule doit donc être réglée d'après le transformateur qui l'excitera à telle intensité.

Pour chaque installation, ce réglage doit être fait à l'avance, en dehors de la présence du malade. Au moment de l'examen on sera renseigné sur le fonctionnement du tube par un autre moyen. En effet sur le circuit du tube, il est d'usage de brancher un milliampèremètre. Pour un réglage donné du tube et du transformateur, celui-ci doit se maintenir à un chiffre constant. Si l'on voit le nombre de milliampères augmenter, on sait que le tube mollit, si au contraire ce même nombre diminue, on peut en déduire que le tube durcit. Voilà un moyen très simple, de lecture facile, qui renseigne immédiatement sur les variations du degré de vide de l'ampoule et par conséquent sur la qualité des rayons X produits. Il doit être employé universellement ; ses indications ne sont que très *relatives,* mais elles sont suffisantes en pratique pour diriger parfaitement la conduite d'une ampoule.

La quantité de rayons X produite par une ampoule à tel degré de vide c'est-à-dire donnant telle qualité moyenne de rayonnement se mesure soit par la méthode fluoroscopique de M. Guilleminot, soit au moyen du virage du platino-cyanure de baryum (effet Villar). Mais en radiographie, pratiquement, la mesure de la quantité de rayons nécessaires pour impressionner une plaque dans de bonnes conditions se fait en tenant compte de la distance anticathode plaque, de l'épaisseur du sujet, du nombre de milliampères traversant l'ampoule réglée à tel degré de vide. Chaque radiographe devra expérimentalement dresser des tables de temps de pose pour son propre compte. Accessoirement, il faudra tenir compte des variations d'opacité aux rayons X des sujets de même épaisseur. Ainsi un sujet très musclé est moins transparent qu'un autre très adipeux et peu musclé.

III. — LES ÉCRANS RENFORÇATEURS.

En considérant les ampoules telles que l'industrie les livre actuellement, il semble que la radiographie urinaire demande une production de rayons X équivalente au maximum de ce que ces ampoules peuvent produire. En faisant passer un courant de 25 milliampères pendant le temps nécessaire pour obtenir une bonne épreuve sur un sujet d'épaisseur moyenne, on détériore rapidement l'anticathode. Celle-ci est percée et fondue. La paroi de verre est métallisée. La chaleur produit la fusion ou la rupture de cette paroi. Avec ces poses courtes et de fortes intensités de courant la chaleur n'a pas le temps de se dissiper. Si l'on utilise des intensités moindres, l'ampoule résiste à merveille mais le temps de pose est allongé en conséquence. Il n'est plus possible d'obtenir une bonne épreuve en période d'apnée.

Pour abréger le temps de pose tout en ménageant la vie des ampoules, depuis quelques années l'utilisation des écrans renforçateurs est entrée dans la pratique courante. Le principe de ces écrans repose sur les données suivantes. Certains corps sous l'influence des rayons X produisent des radiations de plus grande longueur d'onde, visibles à l'œil, impressionnant le gélatino-bromure. Ainsi le platino-cyanure de baryum soumis à l'action des rayons X donne une lumière jaune verte, le tungstate de calcium une lumière bleue violette. En pratique, on choisit le sel donnant des rayons agissant le plus sur les plaques photographiques. Si l'on applique une surface unie d'un tel produit au contact d'une plaque au gélatino-bromure et que l'on expose le tout devant une source de rayons X la plaque sera impressionnée par une double action : 1° par le faisceau de rayons X ; 2° par les rayons secondaires émis par l'écran. Or on a constaté que la plaque au gélatino-bromure était 8 à 9 fois plus sensible à ces radiations secondaires qu'au faisceau de rayons X lui-même. En utilisant ces deux actions pour impressionner une plaque, on arrive à réduire le temps de pose au 1/10 environ de ce qu'il était avec le seul faisceau de rayons X.

L'application de ce principe a donc réalisé un double progrès : diminution du temps de pose dans des proportions considérables, économie dans les ampoules.

Aujourd'hui, de nombreuses maisons fabriquent des écrans renforçateurs. Tous sont loin d'être aussi parfaits les uns que les autres. Ces écrans doivent réaliser deux conditions : 1° donner le maximum de fluorescence ; 2° conserver à l'image, dans la mesure du possible, sa finesse et ses détails. Tous les fabricants mettent gracieusement à la disposition des radiologues des écrans spécimens permettant d'apprécier les qualités de chaque marque. Parmi les derniers venus, l'écran Caplain-Saint-André donne d'excellents résultats.

Lorsque l'on examine les résultats donnés par un écran il faut examiner s'il produit une image uniforme dépourvue de marbrures tenant à l'irrégularité de la couche fluorescente. Aujourd'hui, certains écrans sont si parfaits qu'un œil habitué distingerait difficilement une plaque faite avec écran d'avec une autre obtenue par la simple radiographie.

Pour obtenir des images très détaillées, il faut avoir soin de mettre l'écran au contact de la plaque sensible, de la gélatine elle-même. Si le contact n'est pas parfait, il y a diffusion en tout sens des rayons secondaires de l'écran et diminution de la netteté de l'image. De même tout grain de poussière restant entre la plaque et l'écran absorbe une partie des rayons secondaires émis par l'écran et laisse une tache en blanc. Il faut donc avoir soin d'assurer un contact parfait entre les deux surfaces. Certains châssis avec pression uniforme donnent d'excellents résultats. Pour satisfaire les irrégularités de surface de la plaque et de l'écran cette pression doit s'exercer au moyen d'une surface élastique. Un époussetage soigneux de la plaque et de l'écran chasse les grains de poussière.

Un écran renforçateur conserve sa luminosité un certain temps après l'impression de la plaque. Pour obtenir des épreuves exemptes de tout voile, il serait donc prudent de laisser reposer l'écran quelques heures avant de l'utiliser à nouveau. Ainsi par exemple, lorsque dans une radiographie rénale l'écran reçoit directement le faisceau de rayons X sur le bord de la plaque, il n'est pas rare de voir cette partie de l'écran briller à l'obscurité dans le laboratoire de développement. Si l'on pose un tel écran sur une autre plaque, celle-ci est fatalement voilée dans une certaine mesure.

Expérimentalement, en faisant absorber à un écran vérificateur une dose égale à 22 H, il n'est pas rare de voir cet écran conserve sa luminosité pendant plusieurs jours.

Toutes les fois qu'une plaque obtenue avec écran présentera un certain voile, il ne faudra pas oublier de songer que ce voile peut être dû à la persistence de la fluorescence de l'écran.

L'écran présente d'autres inconvénients, il est facilement taché par les doigts imprégnés de produits photographiques ou simplement mouillés par la sueur. Au niveau de ces taches, l'écran perd ses propriétés lumineuses et laisse une marque sur toutes les plaques qu'il impressionnera dans la suite. Il en est de même pour les rayures et les cassures de sa surface. Un écran renforçateur demande donc à être manié avec *délicatesse* et *propreté*.

Suivant les châssis utilisés, l'écran sera placé en avant de la plaque ou en arrière, la gélatine étant dans un sens ou dans l'autre. Au point de vue de la valeur de l'image, l'une et l'autre de ces dispositions donnent de bons résultats. Si les rayons X frappent d'abord le côté verre de la plaque, puis la gélatine, puis l'écran, il est à remarquer que l'image se trouve inversée comparativement à la radiographie ordinaire. En utilisant ce dispositif, il faut avoir le soin d'indiquer le sens de la plaque, le côté du sujet auquel elle répond.

Malgré les défauts inhérents à l'emploi des écrans renforçateurs leur utilisation en radiographie urinaire rend d'immenses services pour la réduction considérable des temps de pose. Ils permettent même avec un transformateur de faible puissance, d'obtenir des radiographies urinaires en période d'apnée. C'est là un résultat de première importance. Au point de vue de la valeur des images radiographiques, l'écran renforçateur donnera des résultats suffisants. Il permettra de découvrir de minuscules calculs, de voir des calculs d'acide urique pur, de mettre en évidence les contours du rein visible par la radiographie simple. Son emploi est parfaitement légitime dans l'exploration des voies urinaires.

IV. — Les supports d'ampoule.

Au début de la radiographie, l'ampoule était simplement maintenue par un support avec pince en bois tel qu'on les utilise dant les laboratoires. Au fur et à mesure des progrès, les divers auteurs se sont ingéniés à inventer des appareils plus appropriés au but poursuivi.

En France l'appareil le plus connu, le plus ancien est le cadre Guilleminot-Béclère dont la forme et le mécanisme ont été modifiés par de nombreux auteurs. Au point de vue rénal, les perfectionnements les plus notables ont été apportés dans ces dernières années par le Pr Nogier.

A l'étranger, il faut citer le compresseur pour la radiographie urinaire d'Albers-Schonberg. Son utilisation dès 1902 marque un des plus grands progrès en radiographie. Cet appareil était muni d'un localisateur et d'un compresseur. Grâce à ces deux perfectionnements la radiographie urinaire pouvait se faire dans d'excellentes conditions, que tous les appareils inventés dans la suite reproduiront plus ou moins.

Plus tard divers auteurs construisirent d'autres dispositifs réalisant quelques perfectionnements de détail. Parmi ceux-ci, il faut citer le dispositif du Pr Bergonié, le pied-support de Drault, celui de Belot construit par Gaiffe, celui d'Arcelin construit par Maury à Lyon.

Sans entrer dans la description de tous ces modèles, voici les caractéristiques que doit présenter un support d'ampoule approprié à l'examen radiologique des voies urinaires :

1° Stabilité parfaite de l'ampoule et du sujet pendant l'examen.

2° Possibilité de placer l'ampoule à la distance choisie par rapport à la plaque et de donner aux rayons l'incidence voulue.

3° Solidarité entre l'ampoule et la plaque sensible permettant de faire coïncider le rayon normal d'incidence avec le centre de la plaque.

4° Compresseur indépendant permettant d'immobiliser le sujet, de déprimer la paroi abdominale, de fixer le rein pendant le temps de pose.

5° Mobilité extrême du support d'ampoule permettant de combiner la radiographie aux diverses explorations cliniques des voies urinaires, injections de collargol, cathétérisme des uretères, etc. Ce support laissera utiliser les tables à examens cystoscopiques sur lesquelles le malade sera radiographié sans aucun déplacement. Dans ces conditions, le clinicien sera parfaitement à son aise pour régler tous les détails d'asepsie accompagnant habituellement un examen cystoscopique quelconque.

6° Dispositif permettant de substituer rapidement une ampoule à autre, tout en conservant un centrage rigoureux par rapport au diaphragme.

7° Diaphragmes appropriés pour limiter un faisceau de rayons donnant au maximum la netteté de l'image et ses contrastes.

8° Protection de l'opérateur et de ses aides contre l'action nocive des rayons X par une cupule opaque aux rayons (verre au plomb ou métal).

Nous inspirant de ces données générales, nous avons fait construire par Maury un pied-support susceptible d'être utilisé pour tous les usages radiologiques, mais spécialement étudié en vue des examens urinaires.

L'appareil se compose d'une colonne verticale rigide, maintenue par un socle en fonte d'un poids considérable.

Sur cette colonne, par l'intermédiaire d'un volant ou d'une série d'engrenages, se déplace dans le sens vertical un coulisseau portant un bras horizontal.

Ce bras horizontal porte à son tour une tige verticale de 1 mètre de long ; grâce à des coulisseaux à vis de pression, cette tige verticale peut tourner de 360° autour de l'axe du bras horizontal et occuper une position quelconque.

Sur cette tige sont fixés par des coulisseaux à angle droit trois bras :

Le bras supérieur reçoit le porte-ampoule auquel peut s'adapter une calotte protectrice et toute une série de diaphragmes interchangeables : diaphragmes iris, diaphragmes tubes.

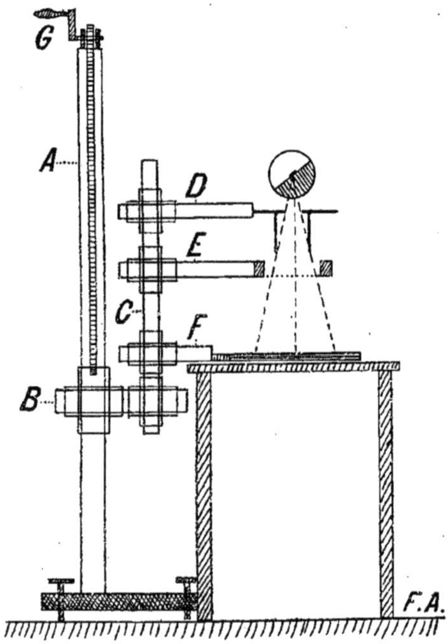

Fig. 2. — Vue schématique du support-compresseur du Dr Arcelin pour la radiographie urinaire.

Le bras moyen porte le tambour compresseur constitué par un cercle en bois sur lequel est tendue une toile mince. La compression se fait au moyen d'un ballon de caoutchouc glissé entre la région à examiner et le tambour compresseur. Une simple soufflerie de thermo-cautère permet de gonfler le ballon de caoutchouc et d'obtenir des pressions de 30 à 40 kilogrammes.

Le bras inférieur est destiné à maintenir la plaque sensible, son centre répondant au rayon normal d'incidence.

L'instrument, ainsi compris, présente les caractères suivants :

1º Par l'intermédiaire du volant G, l'ensemble du dispositif peut occuper une hauteur quelconque et le porte-plaque F venir reposer sur une table d'examen quelconque, table cystoscopique ou autre.

2º Le porte-ampoule et le porte-plaque sont solidaires l'un de l'autre, le rayon normal d'incidence répond toujours au centre de la plaque après réglage préalable. La distance anticathode plaque est fixe ou variable au gré de l'opérateur.

3ᵉ Le compresseur est indépendant du porte-ampoule ce qui permet de conserver les mêmes distances et de faire varier les incidences quelle que soit l'épaisseur du sujet.

4º Chaque ampoule est portée par une pince à repères fixes. Grâce à ce dispositif le changement d'une ampoule se fait en un temps très rapide, le point d'émission des rayons X coïncidant avec le sommet du cône que décrit le diaphragme. Le centrage est fait une fois pour toute la vie d'une ampoule.

5º Une série de diaphragmes tronconiques à ouvertures variables permet à telle distance d'embrasser un champ plus ou moins grand.

Notre pied-support ainsi constitué permet d'obtenir le maximum de *précision* et de *netteté*. Reposant par le porte-plaque sur la table à examen, fixé ainsi par le propre poids du malade il présente une fixité parfaite.

La solidarité du porte-plaque et de l'ampoule donne des images toujours bien en place sur la plaque sensible.

Utilisant comme les constructeurs américains, comme les constructeurs parisiens Gaiffe, Drault, Radiguet des diaphragmes tronconiques nous sommes sûr d'avoir un éclairage égal lorsque nous avons pris la peine de faire coïncider le point d'émission des rayons X avec le sommet du cône du diaphragme. Sans autres recherches, nous pouvons toujours retrouver le rayon normal d'incidence qui coïncide avec le centre du cercle éclairé par le faisceau incident. C'est bien à tort que M. le Pʳ Nogier a taxé ces modèles de « localisateurs irrationnels ». Les diaphragmes cylindriques type Albers-Schonberg dispensent de centrer exactement le point d'émission des rayons X. Dans la suite, il est impossible de retrouver le rayon normal d'incidence, si l'on n'a pas eu le soin de le noter sur l'épreuve même. Aussi nous restons persuadé de la supériorité des diaphragmes tronconiques. Ils donnent une exactitude, à condition de faire coïncider le point d'émission des rayons X avec le sommet du cône du diaphragme, que ne donnent pas les diaphragmes cylindriques. Avec ces derniers, sans un dispositif spécial, il est impossible à l'examen radioscopique de faire coïncider le rayon normal avec l'axe du localisateur cylindrique. Avec le diaphragme tronconique, à la radioscopie on se rend compte immédiatement si le point d'émission est en place, répondant au sommet du cône. Dans ce cas seulement toute la surface éclairée présente une égale intensité. Dès que le point d'émission s'écarte du sommet, il se forme une pénombre plus ou moins marquée.

Le seul reproche que l'on puisse adresser aux diaphragmes tronconiques, c'est de n'éclairer, à une distance fixe, qu'une surface de dimensions déterminées. Si l'on veut varier les surfaces embrassées, pour une même distance de l'anticathode à la plaque, il est nécessaire de posséder une série de diaphragmes tronconiques de dimensions variables. Ce n'est là qu'un petit inconvénient en comparaison de la très grande précision qu'ils sont seuls à donner.

Tandis que la plupart des supports compresseurs obligent à varier la distance anticathode-plaque à chaque examen suivant l'épaisseur de la région et du malade, notre appareil permet de conserver les mêmes distances quelle que soit l'épaisseur du sujet. Avec ce dispositif, dans le calcul du temps de pose, il n'y a plus à tenir compte du facteur distance variable. Seule l'épaisseur et la nature de la région entrent en ligne de compte pour varier le temps d'impression de la plaque. Chaque opérateur choisira la distance qui lui plaira, ou mieux celle qui sera en harmonie avec la puissance de ses appareils, la résistance de ses ampoules et la nature des recherches poursuivies.

En se reportant à la figure 3 le lecteur se rendra compte des avantages que présente ce dispositif par l'indépendance du système compresseur par rapport à l'ampoule. Au lieu d'être obligé de rapprocher l'ampoule pour faire la compression par l'extrémité du diaphragme cylindrique, il sera possible d'éloigner l'ampoule autant qu'on le voudra et de faire cependant une excellente compression. Que le sujet soit épais ou mince, l'ampoule restera à la même distance. Il sera inutile de rapprocher l'ampoule dans la radiographie des sujets minces, comme cela arrive avec les compresseurs solidaires de l'ampoule.

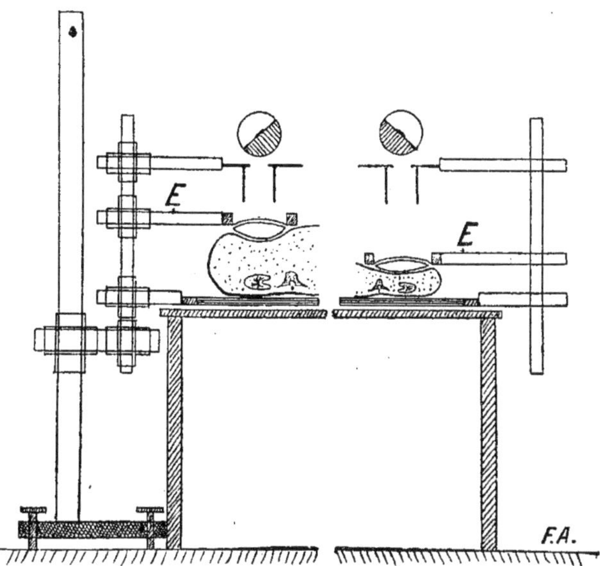

Fig. 3. — Support-compresseur Arcelin. — A droite, sujet mince, à gauche, sujet épais. L'ampoule reste à la même distance, seul le compresseur se déplace.

Le premier appareil compresseur d'Albers-Schonberg établissait la compression du sujet par la pression du bord mousse de l'extrémité inférieure du localisateur. Cette pression par un corps rigide était douloureuse, inégale. Elle s'adaptait mal, en particulier, à la région rénale. Lorsque le cylindre compresseur portait contre le rebord costal la paroi abdominale n'était pas déprimée et le rein mal immobilisé.

D'heureuses modifications sont venues perfectionner ce premier appareil. Toutes reposent sur le même principe : interposer entre le compresseur et la paroi abdominale un corps élastique, plus ou moins résistant, mais également transparent aux rayons X. En Allemagne et dans tous les pays du Nord, on utilise couramment un coussinet de Luffa (Stater). En France, Béclère a intro-

Arcelin. — L'exploration radiologique.   3

duit l'emploi d'un ballon de caoutchouc en relation avec une soufflerie. Par ce moyen on arrive à porter lentement et progressivement la compression à son maximum et cela sans provoquer de douleurs. Dès le début de nos recherches nous avons adopté ce procédé que nous jugeons supérieur à tout autre. Le Pr Nogier, dans la crainte de voir éclater les ballons de caoutchouc, conseille de les remplacer par une couche de ouate hydrophile ou par un linge éponge plié en huit. En utilisant cette méthode, la pression ne peut être obtenue que par le déplacement du compresseur, elle n'a plus la douceur et la régularité croissante du ballon de caoutchouc qui se gonfle lentement et progressivement. Les craintes exprimées ne se justifient guère en pratique. Avec de bons caoutchoucs que donne l'industrie moderne, un ballon peut servir plusieurs années sans détérioration.

V. — LES PLAQUES PHOTOGRAPHIQUES, LES CHASSIS.

La plupart des fabricants de plaques photographiques livrent à l'usage des radiographes des plaques de toutes dimensions, enveloppées dans une double épaisseur de papier noir. A la rigueur, ces plaques peuvent servir ainsi pour la radiographie urinaire sans autres dispositifs spéciaux, mais à la double condition de protéger l'émulsion sensible contre la sueur ou les liquides provenant du malade, contre les rayons secondaires émis par les supports de la plaque. D'une part, on met la plaque à l'abri de l'humidité en interposant une feuille de celluloïd, de gutta, de caoutchouc entre le sujet et l'enveloppe de papier noir; d'autre part on aura le soin de faire reposer l'enveloppe contenant la plaque sur une feuille épaisse de plomb ou d'étain qui absorbera les rayons secondaires susceptibles de voiler la plaque.

Ce procédé primitif est aujourd'hui presque partout abandonné pour l'utilisation de châssis spéciaux dans lesquels la plaque est enfermée à la lumière rouge du laboratoire de photographie. Ces châssis parfaitement étanches à la lumière doivent posséder un volet *également* transparent sur toute leur surface aux rayons X. Il faut rejeter toute substance susceptible de modifier l'impression de la plaque par place. Ce volet doit être choisi parmi les corps très transparents pour les rayons X. Pratiquement les constructeurs utilisent soit des cartons très homogènes, soit du bois en plusieurs feuilles collées, soit l'aluminium sur une faible épaisseur. Avant d'utiliser ces châssis, il est quelquefois prudent de vérifier la transparence du volet à l'écran radioscopique, ou par l'impression d'une plaque radiographique par des rayons de faible pénétration. Si l'on constate que ce volet donne des ombres, il faut le considérer comme inutilisable.

Généralement le dos du châssis est formé par une épaisse lame de métal chargée de porter la plaque, d'absorber les rayons qui la traversent et d'arrêter les rayons secondaires nuisibles à la bonne qualité de l'épreuve.

Il existe aujourd'hui dans l'industrie toute une série de châssis qu'il serait fastidieux de décrire ici. Nous ajouterons simplement que depuis l'utilisation courante des écrans renforçateurs, les châssis se sont considérablement perfectionnés.

Quant aux plaques photographiques, il en existe un nombre considérable de marques. Il faut apprendre à se servir d'une bonne marque et à en tirer le meilleur parti. On est sûr d'aller à bien des échecs si l'on change constamment de marque sous prétexte de trouver mieux. Généralement c'est la plaque de sensibilité courante qui donnera les meilleurs résultats, je n'en citerai qu'une au hasard : la plaque Lumière, étiquette bleue.

Habituellement en radiographie urinaire, on utilise des plaques 24 × 30 pour obtenir des épreuves de détail beaucoup plus nettes et plus fouillées que les grandes épreuves embrassant la totalité de l'arbre urinaire. Ces dernières épreuves ne seront utilisées que pour certaines recherches topographiques. Tant qu'il s'agira simplement d'examiner un rein, de rechercher des calculs, les plaques 24 × 30 seront préférables de beaucoup.

VI. — DISPOSITION D'UN LABORATOIRE MODÈLE.

En raison des examens combinés qui aujourd'hui se font au laboratoire de radiographie, il devient de plus en plus nécessaire de faire de la salle d'examens radiologiques une véritable *salle d'opération* permettant au chirurgien et à ses aides de collaborer aux examens complexes avec une asepsie rigoureuse.

Dans ce but, il y aura lieu pour toute installation sérieuse d'être distribuée dans plusieurs pièces. Les appareils producteurs de courant pourront occuper une première salle bien isolée pour éviter aux malades le bruit, les poussières, les odeurs. Le courant de haute tension sera amené à l'ampoule à travers la cloison au moyen de conducteurs à grands isolements que sait fournir l'industrie moderne. Cette disposition, cet isolement des producteurs de courant devient d'autant plus nécessaire que certains appareils modernes, les contacts tournants en particulier, sont susceptibles de donner lieu à des accidents mortels. Les bobines et machines statiques ne présentent pas les mêmes dangers.

Seuls les supports d'ampoule, les tableaux de commande et de réglage, les appareils de mesure du courant secondaire se trouveront dans la salle d'examen. Grâce à ce dispositif, avec des appareils réglés d'avance, il n'y a pas plus de difficulté à exciter une ampoule productrice de rayons X qu'à allumer une lampe ordinaire à incandescence. Dans ces conditions il est possible d'associer la radiographie au cathétérisme des uretères, à l'injection de collargol, sans faire courir le moindre risque d'infection au sujet examiné, sans augmenter la durée des examens.

Il est prudent pendant ces examens combinés de placer le malade, le chirurgien qui tient le cystoscope, ses aides, sur un plancher isolant. Les fils, arrivant à l'ampoule, conducteurs du courant de haute tension doivent être toujours tendus et se trouver loin des assistants. Il est d'autant plus dangereux de toucher à un de ces fils que généralement le sol est plus ou moins mouillé par les lavages préparatoires du malade.

Il va sans dire que le laboratoire de radiographie spécialement destiné aux examens urinaires possèdera un robinet d'eau stérilisée, pour la préparation du malade, pour l'asepsie du chirurgien et de ses aides.

A côté de la salle d'examen, se trouvera le laboratoire de développement des plaques radiographiques. Souvent au cours d'une localisation d'un calcul de l'uretère pelvien, au cours d'une pyélographie il est indispensable de faire une série d'épreuves en modifiant l'orientation des recherches. Toutes ces recherches doivent pouvoir se faire très rapidement, sans perte de temps. Toute épreuve insuffisante doit être recommencée.

Le laboratoire de radiographie sera donc agencé comme une salle d'examen cystoscopique. L'éclairage se modifiera avec facilité pour permettre l'exploration vésicale. Lorsqu'on voudra pratiquer un examen radioscopique, il sera indispensable d'avoir une obscurité absolue. En raison des épaisseurs considérables à traverser, du peu de contraste que présentent certains calculs il est nécessaire de se trouver dans des conditions parfaites d'examen. Une lampe à verre jaune épais éclairera le laboratoire en permettant à l'opérateur de placer son malade, de régler ses appareils, elle n'empêchera la bonne préparation de ses yeux.

CHAPITRE IV

TECHNIQUE DE L'EXAMEN RADIOLOGIQUE
DES VOIES URINAIRES

I. — Considérations générales.

Certaines conditions président à tout examen des voies urinaires qu'il s'agisse du rein, du bassinet, de l'uretère ou de la vessie. Elles sont générales et s'appliquent à tous les malades, à toutes les installations, à toutes les techniques opératoires. Parmi ces données générales, nous étudierons particulièrement la mobilité de l'organe examiné, puis la nécessité de l'utilisation d'un temps de pose très court pour obtenir une plaque radiographique pleinement valable au point de vue du diagnostic.

1° *Mobilité de l'organe examiné.* — L'arbre urinaire ne présente pas le même degré de mobilité dans toute son étendue. C'est au niveau de sa partie supérieure, au niveau du rein que l'on constate expérimentalement et opératoirement le déplacement le plus considérable. Deux actions s'exercent simultanément sur les organes urinaires pour provoquer ce déplacement : les mouvements du diaphragme et les battements artériels. Le pôle supérieur du rein touchant presque la coupole diaphragmatique suivra les mouvements d'élévation et d'abaissement de cet organe. L'amplitude de ces mouvements de va-et-vient est des plus variables suivant les sujets. Chez certaines femmes habituellement serrées dans un corset, le diaphragme est à peine mobile. Il en est de même chez beaucoup de malades atteints de lésions pulmonaires. Chez un homme vigoureux, le diaphragme au contraire sera très mobile et imprimera au rein des mouvements d'ascension et de descente pouvant atteindre plusieurs centimètres.

Le rein répondra plus ou moins à ces impulsions venant du diaphragme. Les uns seront très mobiles, sans aucune adhérence, d'autres, au contraire, par suite d'une périnéphrite plus ou moins développée, pourront perdre de leur mobilité. Dans certaines conditions, le rein est complètement fixé et les mouvements du diaphragme ne lui impriment plus le moindre mouvement. Il faut donc retenir que la mobilité rénale est des plus variables, que cette variabilité de déplacement est sous la dépendance de plusieurs causes, amplitude plus ou moins grande dans la course du diaphragme, fixité plus ou moins marquée du rein.

Le sujet a la faculté, en arrêtant ses mouvements respiratoires, de supprimer les déplacements du rein. Pendant une période d'apnée, le rein peut être complètement immobile.

Il ne faut pas cependant compter sur une immobilité parfaite, les battements artériels impriment constamment de petits déplacements au rein et à l'uretère. Ces déplacements sont synchrones avec les pulsations artérielles, et de peu d'étendue. Mais ils existent néanmoins et sont visibles au moment d'une intervention soit sur le rein, soit sur l'uretère.

Voilà les deux causes qui tiennent en état de mobilité perpétuelle le rein et l'uretère. Si l'une de ces causes peut être supprimée momentanément pendant un temps court, l'autre persiste en permanence.

Au fur et à mesure que l'on s'éloigne du diaphragme, l'influence de la mobilité se fait sentir de moins en moins sur les divers organes. Mais malgré son éloignement, la vessie participe encore à ces mouvements.

En résumé, à un degré variable, l'arbre urinaire en entier participe plus ou moins à ces mouvements de la vie organique.

2° *Nécessité d'éviter pendant la radiographie la mobilité des organes urinaires.* — Pour obtenir en photographie une image nette, il est de connaissance vulgaire que le sujet doit garder une immobilité parfaite pendant l'impression de la plaque sensible. Si le sujet ne peut garder l'immobilité, en réduisant le temps de pose à une fraction de seconde, on arrive à réduire tellement les déplacements de l'image sur la plaque, que celle-ci paraît nette.

En radiographie, il en est de même, pour obtenir une plaque

nette dans tous ses détails, il est indispensable soit d'agir sur des organes immobiles, soit de réduire le temps de pose à une fraction de seconde. En opérant sur un sujet en période d'apnée, il est facile d'éviter les mouvements dus à la respiration, mais ceux en relation avec les battements artériels persisteront. Pour avoir une image parfaitement nette, il est indispensable d'arriver à des temps de pose très courts, une fraction de seconde. Dans ces conditions, l'image radiographique sera parfaitement nette dans tous ses détails.

Pratiquement, voici ce qui se passe : lorsque l'objet examiné se déplace légèrement, les bords de l'image radiographique de l'ombre sont flous, estompés, mais dans son ensemble, l'ombre portée conserve sa forme et sa valeur comme intensité. Si le déplacement est considérable, les altérations de l'ombre seront plus marquées, celle-ci pourra perdre ses caractères de forme, de valeur et n'être plus reconnaissable. Dans ces conditions, la radiographie ne permettra plus de reconnaître la cause donnant naissance à cette ombre, le diagnostic sera impossible par le fait du déplacement pendant le temps de pose.

Pour préciser ces données, appliquons-les à la recherche des calculs. Prenons comme exemple des calculs de diverses dimensions, en les supposant rectangulaires et présentant successivement 20, 10, 5 millimètres de côté. Supposons-les soumis, pendant le temps de pose nécessaire pour obtenir une bonne radiographie, à des déplacements de 20 millimètres dans un cas et de 5 dans un autre. L'anticathode est à l'infini, le mouvement uniforme pour simplifier les figures.

Dans le cas d'un déplacement vertical de 2 centimètres, on constate qu'un calcul de 2 centimètres de côté projette une ombre sur une surface double de celle qu'aurait occupée le même calcul immobile. Il en résulte que cette ombre n'aura comme intensité que la moitié de celle qu'aurait donnée un calcul fixe (fig. 4, A). Si le calcul n'a qu'un centimètre de côté et un déplacement de 2 centimètres, l'ombre portée aura une dimension triple. Celle-ci n'aura comme valeur d'intensité, que le tiers de celle qu'aurait donnée un calcul fixe (fig. 4, B). Enfin, si le calcul n'a que 5 millimètres de côté et un déplacement de 2 centimètres, l'ombre portée aura une dimension quintuple, mais une valeur d'intensité photographique réduite au cinquième (fig. 4, C).

Supposons les mêmes calculs, soumis à un déplacement moindre, 5 millimètres par exemple. Le calcul de 2 centimètres de côté donnera une ombre portée très marquée *a'a* répondant à

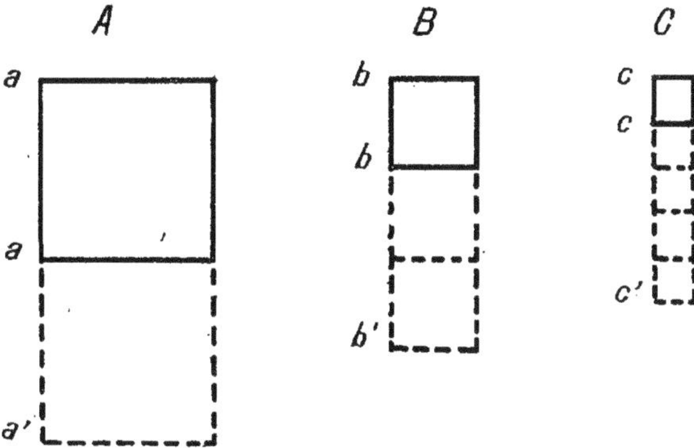

Fig. 4. — Calculs A, B, C, se déplaçant de 2 centimètres. — Le chemin parcouru est figuré en pointillé.

l'opacité spécifique du calcul. Pendant l'impression de la plaque photographique à ce niveau, celle-ci n'aura jamais été démasquée, au-dessus et au-dessous de cette ombre, il en existera deux autres moins visibles, plus estompées, pendant la formation desquelles

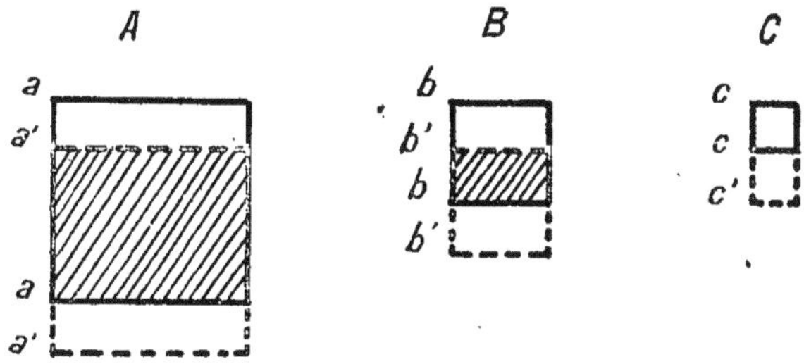

Fig. 5. — Calculs se déplaçant verticalement de 5 millimètres.

la plaque n'aura été protégée qu'une partie du temps. La dimension verticale de ces ombres est de 5 millimètres, c'est-à-dire égales au déplacement du calcul.

Le calcul de 1 centimètre donnera des ombres semblables. La partie centrale de l'ombre très marquée répond à l'opacité spécifique du calcul. Ses deux extrémités moins visibles, plus légères, ne répondent qu'à une partie du temps de pose pendant lequel la plaque sensible a été protégée par le calcul mobile.

Quant au calcul de 5 millimètres, il s'est déplacé sur une longueur égale à son côté. Il ne donne plus qu'une ombre réduite partout, sur toute sa surface, à la moitié de son intensité. Nous retombons ainsi au premier cas examiné.

Chez un sujet vivant, il y a lieu de modifier légèrement cette conception théorique. Le calcul n'est pas toujours animé d'un mouvement uniforme, il y a des temps d'arrêt plus ou moins marqués. Il en est de même pour le rein lui-même. Certains reins, certains bassinets ou calculs sont absolument immobiles pendant le temps de pose. Dans ces conditions, l'ombre portée est à contours nets, sans pénombre. La valeur de cette ombre répond sur toute sa surface à l'opacité spécifique soit du rein, soit du bassinet, soit de la vessie, soit du calcul ou du corps étranger examiné.

Dans d'autres circonstances, l'organe ou le calcul se déplacent d'un mouvement uniforme, si le chemin parcouru est plus long que la dimension de l'organe ou du calcul, l'ombre laissée sur la plaque radiographique est si faible qu'elle est peu reconnaissable dans la pratique.

Enfin d'autres organes radiographiés se déplacent avec des temps d'arrêt périodiques. Ainsi le rein et les calculs qu'il contient peuvent se déplacer pendant les mouvements d'inspiration et d'expiration avec temps d'arrêt notables à la fin de chacun de ces mouvements. Lorsqu'il en est ainsi, au niveau des points d'arrêt, il existe des ombres bien visibles, reliées entre elles par un trajet à peine marqué. Il peut arriver ainsi qu'un calcul unique soit représenté par deux ombres portées d'égale intensité.

Pratiquement, cette mobilité des corps radiographiés est très importante à connaître dans ses conséquences au point de vue du radiodiagnostic. Prenons l'exemple des calculs urinaires. Lorsqu'un calcul se déplace pendant le temps de pose d'une longueur supérieure à son côté, l'ombre de ce calcul est réduite considérablement d'intensité et peut arriver à ne plus se distinguer sur la plaque d'avec les tissus ambiants. Avec un déplacement inférieur à la dimension de son côté, l'ombre radiographique répond par sa partie centrale à l'opacité spécifique du calcul, les deux extrémités de cette ombre sont réduites de valeur et se perdent sans limites nettes. Dans ce cas le diagnostic peut se faire cependant, grâce à l'opacité de la partie centrale, mais il est très difficile d'apprécier exactement la forme du corps qui a donné naissance à l'ombre.

Au point de vue de la visibilité des contours du rein, cette connaissance a une valeur de premier ordre. Les contours du pôle inférieur du rein souvent ne sont visibles que grâce à la capsule adipeuse, plus transparente aux rayons X, qui donne un mince filet noir autour du rein plus clair. Si le rein a été mobile pendant le temps de pose, ce cerné disparaît et le rein n'est plus visible sur la plaque radiographique.

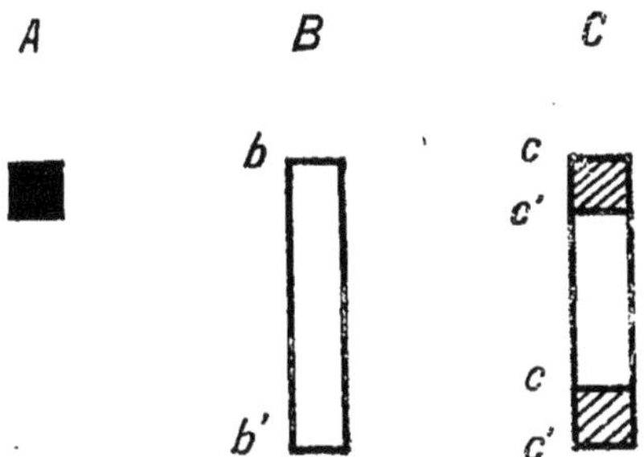

Fig. 6. — A, ombre d'un calcul fixe, contours nets. La valeur de l'ombre est égale à l'opacité spécifique du calcul. B, ombre du même calcul se déplaçant sur un trajet *bb'* d'un mouvement uniforme. C, ombre du même calcul se déplaçant sur le même trajet, mais avec des temps d'arrêt aux deux extrémités de la course, en *cc'* *cc'*.

En résumé, il faut s'arrêter à cette conclusion c'est que l'immobilité du corps radiographié pendant l'impression de la plaque est une condition sine qua non pour faire un diagnostic radiographique complet. Le déplacement du corps radiographié fait disparaître la netteté des contours et diminue l'intensité des ombres portées. Cette diminution est d'autant plus marquée que le corps est plus petit et plus mobile.

3° *Nécessité de la briéveté du temps de pose en radiographie urinaire.* — La conclusion à laquelle nous sommes arrivés au paragraphe précédent conduit naturellement à cette autre conclusion : c'est qu'un corps étranger, qu'un calcul échappera d'autant plus facilement au radiodiagnostic qu'il est plus petit et plus mobile. Comme nous le verrons plus loin, il est impossible de compter immobiliser complètement un rein ou un calcul pendant un long temps de pose dépassant la période d'apnée.

Le seul moyen pour faire donner à la radiographie tous les renseignements qu'elle peut fournir est de recourir aux appareils puissants, aux écrans renforçateurs. Avec les moyens dont nous disposons en radiologie, il est facile aujourd'hui d'avoir d'excellentes radiographies urinaires en un temps ne dépassant pas quelques secondes. Dans ces conditions, en apprenant au malade à arrêter ses mouvements respiratoires, il est possible d'obtenir d'excellentes épreuves en un temps bien inférieur à la période d'apnée. Chez la plupart des sujets une épreuve ainsi obtenue donne tous les renseignements désirables, le contour des ombres reste parfaitement net. Chez d'autres, les battements artériels donneront un léger flou. La netteté ne sera obtenue alors qu'avec des poses beaucoup plus courtes 1/10 à 1/20 de seconde. Mais en général une bonne compression de la région examinée réduira suffisamment les mouvements propagés par le système circulatoire pour dispenser d'avoir recours aux méthodes instantanées qui ne sont pas encore à la portée de tous les laboratoires de radiographie.

Ce n'est que chez certains malades dont le rein est immobilisé par un processus morbide, adhérences, périnéphrite, etc. que les temps de pose longs donneront des radiographies à contours bien nets. Ce sont là des exceptions sur lesquelles il ne faut pas compter dans la pratique courante. Le radiographe qui persiste à utiliser les longs temps de pose des débuts de la découverte de Rœntgen s'expose à faire un diagnostic incomplet, à laisser passer des détails délicats qu'une technique plus perfectionnée montrera certainement.

II. — Dosage des rayons X en radiographie urinaire.

Lorsque l'on étudie la composition d'un faisceau de rayons X, on s'aperçoit que sa composition n'est pas simple. Sans entrer dans les détails, il est juste de rappeler ici les travaux remarquables de M. Guilleminot sur cette intéressante question et de l'indiquer au lecteur. En radiométrie deux facteurs interviennent : la qualité et la quantité des rayons X. Ajoutons qu'en radiographie il existe des *rayons secondaires* qu'il importe d'éliminer pour avoir une bonne épreuve, présentant des contrastes, facile à lire.

1° *Qualité du rayonnement.* — La qualité du rayonnement est mesurée par le radiochromomètre de Benoist, appareil qui ne donne que la qualité moyenne du faisceau incident de rayons X. En radiographie urinaire cette mesure est suffisante. Pratiquement, nous savons que pour avoir une bonne épreuve il est indispensable d'utiliser des rayons de telle qualité donnant au maximum des ombres détaillées des parties molles et du squelette. Tous les auteurs s'entendent pour donner leurs préférences à des rayons mous, peu pénétrants, répondant aux numéros 4, 5 du radiochromomètre de Benoist. Sur un sujet et un rein parfaitement immobiles, c'est avec cette qualité de rayons X que l'on obtient les meilleures épreuves, les plus détaillées comme contrastes. Mais il ne faut pas compter avec cette qualité de rayons impressionner une plaque convenablement en un temps très court. Lorsqu'on est obligé de raccourcir le temps de pose, pour obtenir une épreuve nette d'un rein ou d'un calcul mobile, il est nécessaire d'employer des rayons plus pénétrants répondant aux numéros 6, 7, 8 du radiochromomètre. Ce n'est qu'à cette condition que l'on peut faire de la radiographie rapide ou instantanée (Béclère). Avec ces rayons plus pénétrants, les contrastes et les détails sont peut-être moins marqués qu'avec des rayons plus mous.

En utilisant les écrans renforçateurs et des rayons X peu pénétrants, on arrive à obtenir d'excellentes épreuves en un temps court. C'est la solution qui nous paraît actuellement la préférable.

2° *Quantité de rayonnement.* — La quantité de rayons X nécessaire pour impressionner la plaque radiographique dans de bonnes conditions est sous la dépendance de nombreux facteurs : quantité de rayons X émise par l'ampoule, distance anticathode-plaque, épaisseur et degré d'opacité du sujet.

La quantité de rayons X émise par l'ampoule peut être mesurée très approximativement au moyen du milliampèremètre branché sur le circuit de l'ampoule et pas le temps pendant lequel passe le courant. Cette donnée est essentiellement variable d'un laboratoire à un autre. Il est impossible de fixer des chiffres utilisables. Dans chaque laboratoire, on déterminera expérimentalement les temps de pose nécessaires pour tel ou tel examen radiographique.

Comme nous l'avons dit plus haut, ce qui importe en radiographie urinaire c'est de pouvoir produire la plus grande quantité de rayons X dans le temps le plus court et d'obtenir une épreuve radiographique en période d'immobilité de l'organe examiné.

Le cliché radiographique ainsi obtenu doit présenter certaines qualités. Il faut qu'il soit de *moyenne intensité*. Ce résultat n'est obtenu qu'en combinant le temps de pose, la nature et la durée du développateur.

Un cliché trop faible est difficile à examiner, l'œil perçoit mal les détails, un cliché trop développé, trop opaque ne montre que très mal certains détails. Ainsi l'ombre d'un petit calcul visible sur un cliché faible ou moyen peut disparaître complètement sur un cliché trop imprimé ou trop développé. Il est donc indispensable de régler la quantité de rayons X et d'arriver à obtenir régulièrement des clichés radiographiques d'intensité moyenne.

3° *Limitation du rayonnement.* — Lorsque le radiographe sait régler la marche de ses ampoules et déterminer exactement les temps de pose, il lui reste encore à prendre une précaution indispensable pour obtenir de bonnes radiographies urinaires. Un faisceau de rayons X partant de l'anticathode rencontre avant d'arriver à la plaque sensible toute une série d'obstacles : la paroi de l'ampoule, les supports, l'épaisseur du malade, ses tissus mous, ses os. Or les corps frappés par les rayons X ont la propriété d'émettre d'autres rayons X de directions différentes. M. le Pr Guilloz a montré que ces rayons dit *rayons secondaires* entrent en jeu pour voiler la plaque et donner une image moins nette. Il y a donc intérêt à les éliminer dans la plus large mesure. Pour arriver à résultat, il faut se résoudre à radiographier une région peu étendue à chaque examen et à multiplier le nombre de ces examens. Ainsi la radiographie de l'ensemble des voies urinaires sur une grande plaque ne fournit que des résultats

médiocres. Une série de petites épreuves du même sujet, embrassant successivement une faible étendue, donnera une série de radiographies bien meilleures *que la grande*.

Nous avons donc intérêt à limiter le faisceau de rayons X par
un diaphragme approprié. Voici une figure imitée de Blum indiquant le rôle de ce diaphragme.

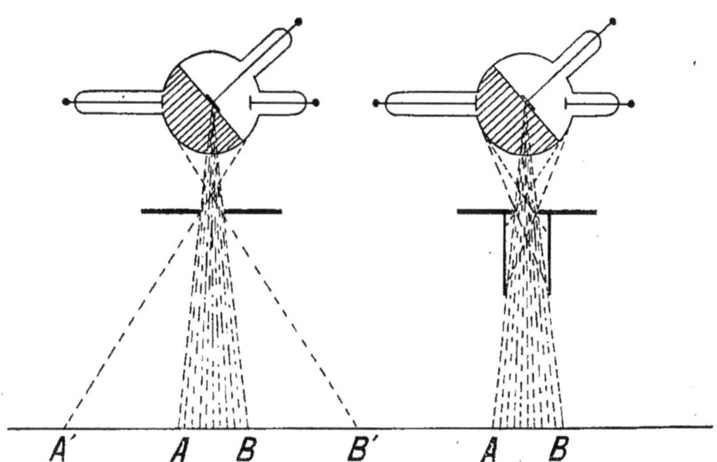

Fig. 7. — A gauche, simple diaphragme, il se forme un faisceau principal AB et un faisceau
secondaire A'B'. A droite, diaphragme tube donnant un faisceau homogène AB.

Si nous utilisons un diaphragme plan d'une ouverture donnée,
nous voyons se produire un faisceau principal de rayons X, AB, et
un faisceau secondaire de rayons X, A'B', qui s'étale sur une plus
large surface que le faisceau principal. En employant un diaphragme-tube tronconique d'une dimension appropriée, nous
voyons le même faisceau principal AB sortir et couvrir la même
surface que dans le cas précédent. Mais les rayons secondaires
provenant des parois de l'ampoule disparaissent en partie par
suite du tube ajouté au diaphragme. Pour remplir un rôle effi-
cace, ce diaphragme-tube doit être en métal épais, de préférence
en plomb de 3 à 4 millimètres.

Pour que ce diaphragme remplisse son rôle, il doit couvrir une
surface réduite. Ainsi on évitera les rayons secondaires prenant
naissance dans les tissus du sujet examiné. Certains auteurs tels

qu'Albers-Schonberg et Nogier poussant cette idée très loin demandent au moins six épreuves pour l'examen total des voies urinaires. Avec trois épreuves, une pour le rein droit, une pour le rein gauche et une troisième pour la vessie, il nous semble que l'on obtient des épreuves parfaitement suffisantes pour un diagnostic radiographique dans d'excellentes conditions. La moitié supérieure des uretères est examinée avec les reins, la moitié inférieure avec la vessie. Il est bien entendu qu'en cas de doute ou d'insuffisance de ces épreuves, il en sera pratiqué une supplémentaire au point voulu.

4° *Le temps de pose en radiographie urinaire.* — Pour formuler un diagnostic radiographique, il est indispensable d'avoir une plaque parfaite, indiquant tous les détails utiles. Or on n'obtient une telle plaque qu'en impressionnant la plaque au degré voulu. Une radiographie manquant de temps de pose ne donne pas de détails dans les ombres répondant aux parties les plus opaques du sujet. Une épreuve trop posée fait disparaître les détails dans les ombres répondant aux parties les plus transparentes. Si l'on veut pouvoir étudier les ombres des parties les plus opaques et les plus transparentes, il est nécessaire d'exposer la plaque pendant un temps moyen. De cette façon l'observateur peut facilement étudier *tous* les détails de la radiographie négative. Comme nous l'avons déjà dit, les épreuves sur papier sont inutilisables pour l'établissement d'un diagnostic, une partie des détails visibles sur la plaque disparaissent ou s'atténuent considérablement sur le tirage. L'examen d'une plaque, par transparence, dans les conditions voulues, montre beaucoup plus de détails qu'une épreuve sur papier examinée par réflexion.

Si l'on veut déterminer expérimentalement les temps de pose, la méthode fluoroscopiqne de Guilleminot donnera des résultats très précis. Malheureusement cette excellente méthode n'est pas à la portée de tout le monde.

Cliniquement, il est possible pour chaque installation, après une période de tâtonnements de dresser les tables qui donneront immédiatement pour chaque région examinée le temps de pose exact. En 1909 dans les *Annales des maladies des organes génito-urinaires*, nous avions donné des indications encore utilisables aujourd'hui. Nous les reproduisons ici à titre d'indications générales.

L'anticathode étant à 5o centimètres de la plaque avec des rayons n° 4-5 du radiochromomètre Benoist, en faisant passer 2 à 2,5 milliampères dans le tube, le temps de pose se ramène aux données suivantes :

ÉPAISSEURS DU SUJET

12-15 centimètres.   1 minute pour 7 centimètres de tissu.
15-18   —   1   —   6   —
18-21   —   1   —   5   —

Dans les mêmes conditions, en faisant passer 4 à 5 milliampères dans le tube, le temps de pose se trouve ramené aux données suivantes :

ÉPAISSEURS DU SUJET

12-15 centimètres.   1 minute pour 14 centimètres de tissu.
15-18   —   1   —   11   —
18-21   —   1   —   8   —

Ces données sont le résultat de nombreuses observations. Encore faut-il ajouter que tous les sujets d'une même épaisseur sont loin de présenter la même opacité aux rayons X ! Il existe de notables différences entre un sujet très gras et un sujet très musclé.

D'une manière générale dans l'établissement des temps de pose pour une installation donnée, l'anticathode étant à une distance fixe de la plaque il faut tenir compte des données suivantes :

1° Le temps de pose n'est pas directement proportionnel à l'épaisseur du sujet. Le nombre de centimètres traversés en une minute ou en une seconde diminue au fur et à mesure que l'épaisseur du sujet augmente.

2° Le temps de pose est inversement proportionnel à l'intensité du courant qui traverse le tube (entre 1 et 5 milliampères).

Actuellement, avec les installations puissantes, en utilisant ou non les écrans renforçateurs, il est facile de dresser des tables semblables à celles que nous donnons pour les faibles intensités employées couramment il y a quelques années.

Nous estimons inutile d'indiquer les temps de pose et les tables

que nous utilisons en ce moment. Ces données sont variables
d'une installation à une autre, suivant le transformateur utilisé,
suivant la fabrication du milliampèremètre, suivant les plaques
utilisées et les écrans, suivant la conduite du développement, etc.

A titre d'indication approximative, nous pouvons signaler les
tableaux de temps de pose publiés par certains constructeurs :
Pilon, Gaiffe. En faisant les corrections propres à l'installation, on arrive très facilement à déterminer le temps-pose opti-
mum pour telle radiographie urinaire.

III. — Préparation du malade.

Il est naturel, l'ombre des organes urinaires se superposant à
celle de l'intestin, de préparer le malade par une purgation la
veille de la radiographie et par un lavement avant l'examen. Il
est bon que l'intestin du sujet soit vide de gaz et de matières,
les gaz sont tout aussi gênants que les matières. Ils dessinent
l'intestin et quelquefois la visibilité d'une partie de l'intestin peut
être une cause de doute ou même d'erreur.

En général une purgation avec 15 grammes d'huile de ricin
est suffisante pour libérer l'intestin. Mais il ne faudrait pas croire
que pour avoir pris cette précaution, l'intestin sera débarrassé
de tous les corps étrangers qu'il contient. Certains calculs intestinaux restent dans l'intestin malgré des purgations répétées.
Nous avons eu l'occasion d'en observer un exemple très net. Un
calcul appendiculaire ne sera pas davantage entraîné par une
purgation. Durant sept années de recherches, nous n'avons eu
l'occasion d'observer, en fait de corps étrangers de l'intestin,
qu'un seul cas de calcul intestinal ayant donné une ombre radiographique analogue à celle d'un calcul. Chez un autre malade, la
radiographie nous avait montré un fragment d'aiguille logé dans
l'appendice depuis plusieurs années. Dionis du Séjour nous a
communiqué un superbe calcul intestinal logé dans un appendice.
Nous n'avons pas eu l'occasion d'observer la présence d'un corps
étranger autre que ceux dont nous venons de parler. Jamais, ni
un pépin, ni un noyau de fruit n'a donné une ombre visible sur
la plaque. De préférence, la radiographie urinaire est pratiquée
le matin, sur le sujet à jeun. On pourra lui faire prendre 5 à 10

centigrammes d'extrait thébaïque. Cette précaution diminue les réflexes et facilite la compression de l'abdomen. Le sujet sera plus calme, plus immobile pendant le temps de pose.

Il est bien entendu que le sujet sera dévêtu suffisamment pour éviter toutes les ombres provenant des vêtements : boucles, boutons, crochets, etc. Rien n'est plus désagréable que de trouver sur l'épreuve terminée l'ombre de ces corps étrangers. Habituellement le malade conserve sa chemise qu'il remonte et roule sous ses bras et un pantalon ou un jupon sur les jambes. La température du laboratoire doit être suffisante pour que le malade ne se refroidisse pas, ne tremble pas pendant l'impression de la plaque.

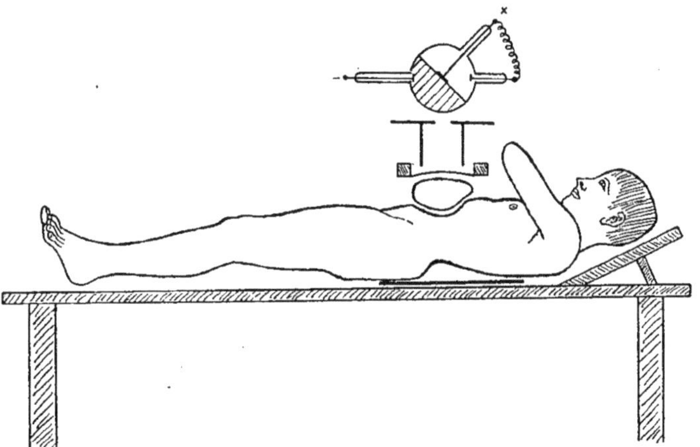

Fig. 8. — Malade dans le décubitus dorsal avec ensellure lombaire, la plaque n'est pas au contact de la région lombaire.

Quel que soit l'appareillage employé, le malade doit être placé sur la plaque dans le décubitus dorsal, la plaque étant au contact de la région lombaire ou de la région fessière suivant qu'il s'agit du rein ou de la vessie Chez beaucoup de sujets, en raison de l'ensellure lombaire, la plaque ne touche pas la région lombaire.

Pour corriger cette position défectueuse, il suffit généralement de placer les cuisses en flexion à angle droit sur le bassin. Chez la plupart des sujets, l'ensellure se trouve corrigée et la plaque se trouve aussi rapprochée que possible de la région rénale.

Cette position a l'avantage de rapprocher la plaque de l'organe examiné. Elle permet aussi de faire une excellente compression de la région. Avec l'ensellure, le sujet est serré en porte-à-faux. Son immobilisation est défectueuse. Après la correction de l'ensellure, l'action du compresseur se fait sentir plus uniformément, l'immobilisation de l'organe est obtenue dans les limites accessibles. Le sujet se trouve plus à son aise, l'épreuve obtenue est meilleure. Pour toutes ces raisons, le malade sera donc de préférence placé dans la position que nous indiquons.

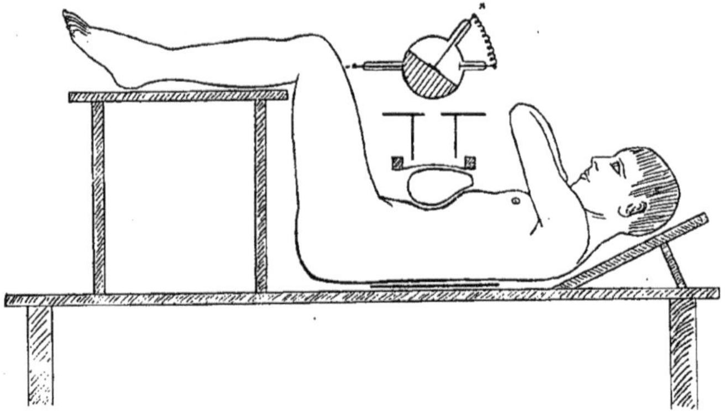

Fig. 9. — Malade dans le décubitus dorsal, les jambes fléchies à angle droit, l'ensellure lombaire a disparu.

Avant de faire l'examen, il est prudent d'avertir le malade de ce qui va se passer. Il faut tout d'abord le tranquilliser et lui faire comprendre qu'il n'éprouvera aucune sensation désagréable, que son immobilité pendant le temps de pose est une condition sine qua non de réussite. Il faut convenir avec lui d'avance qu'à tel commandement il immobilisera son thorax et son diaphragme en suspendant ses mouvements respiratoires pour pratiquer la radiographie en période d'apnée.

Avec les sujets pusillanimes, il est quelquefois plus simple de leur montrer le fonctionnement des appareils et de leur laisser voir par eux-mêmes qu'ils ne risquent absolument rien.

En résumé, après avoir réglé le physique de son malade, il faut aussi régler son moral.

IV. — Examen du malade.

Chaque radiographe a ses méthodes et ses dispositifs, il est impossible de faire ici une revue générale. Nous nous contente-rons de décrire les procédés que nous employons depuis sept ans, à l'hôpital Saint-Joseph de Lyon.

1° **Examen radiographique simple.** — En se reportant à la figure le lecteur comprendra facilement notre description. La table d'examen est placée au-devant du porte-ampoule de façon que le porte-plaque se trouve sur la table à la place voulue. Le

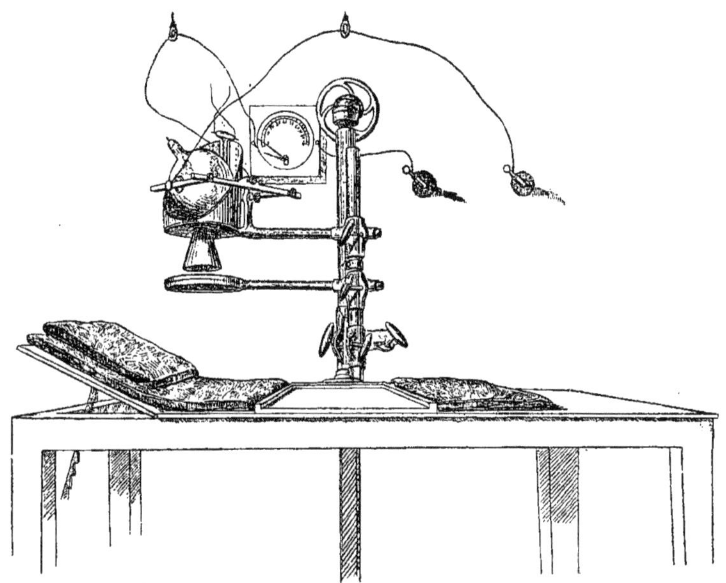

Fig. 10. — Pied porte-ampoule disposé au-devant de la table pour la radiographie des voies urinaires.

bras porte-ampoule et le bras compresseur sont déplacés d'un quart de tour afin de permettre au malade de s'installer commodé-ment. Des coussins sont placés au-dessus et au-dessous du porte-plaque pour éviter au sujet d'être incommodé par l'épaisseur du châssis porte-plaque. Nous avons l'habitude pour être sûr d'exa-miner l'ensemble des voies urinaires sur trois plaques de nous servir de la crête iliaque comme point de repère lorsque nous faisons placer le sujet sur la plaque.

Pour la radiographie du rein droit et de l'uretère lombaire droit, la crête iliaque répondra au bord inférieur de la plaque, le rayon normal d'incidence passant à 5 centimètres à droite de la ligne médiane du sujet. Pour la radiographie du rein gauche, même position du sujet, mais le rayon normal d'incidence passant à 5 centimètres à gauche de la ligne médiane.

Ce procédé place habituellement le hile du rein et le bassinet au centre de la plaque sous le rayon normal d'incidence. Lorsqu'on se trouve en présence d'un déplacement considérable de l'organe, il est indiqué de faire une nouvelle épreuve en modifiant la position du sujet de telle façon que le rein occupe sensiblement le milieu de la radiographie.

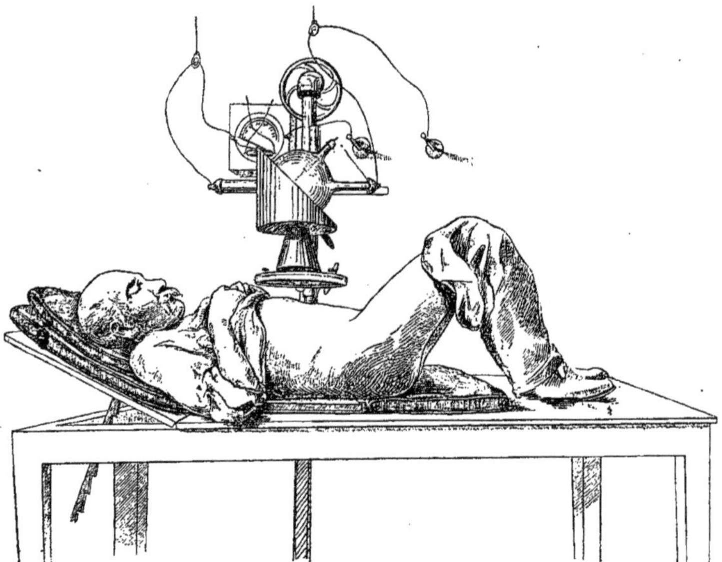

Fig. 11. — Le malade placé sur la table, l'ampoule et le tambour compresseur sont ramenés à leur place.

Une troisième plaque servira à la radiographie de la vessie et des uretères pelviens. Pour cette épreuve, la crête iliaque répondra au bord supérieur de la plaque et le rayon normal d'incidence passera par la ligne médiane.

Généralement trois plaques suffisent pour l'examen de l'ensemble des voies urinaires, mais il est bien entendu que d'autres plaques seront impressionnées si pour une raison quelconque les trois premières ne sont pas suffisantes. Chez certain sujet très grand, les trois plaques ne donnent pas une image de la totalité des voies urinaires. Dans ce cas, il faut réserver les deux premières à l'exploration des reins, ajouter une plaque supplémentaire pour les uretères lombaires, et réserver la dernière pour la vessie et les uretères pelviens. Nous utilisons un diaphragme embrassant un champ de 24 centimètres de diamètre. Chez la plupart des sujets les ombres radiographiques sont d'une netteté suffisante pour faire un diagnostic dans d'excellentes con-

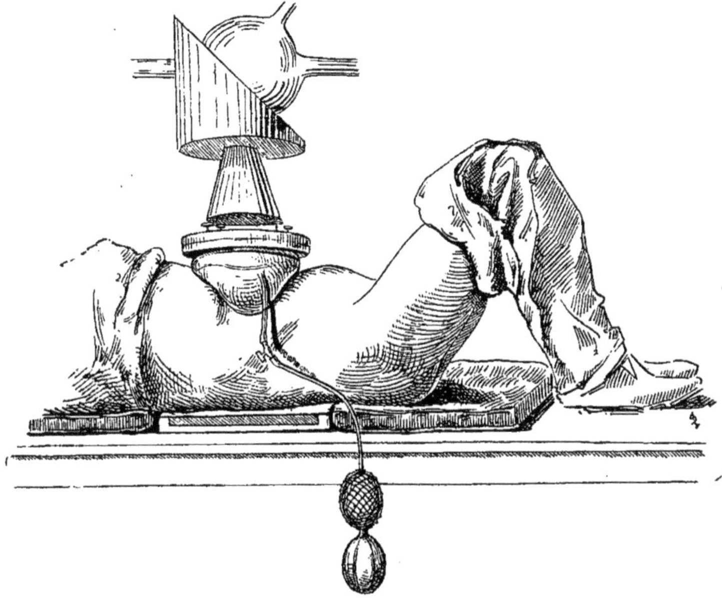

Fig. 12. — Le ballon de caoutchouc, gonflé par la soufflerie, déprime la paroi abdominale, refoule l'intestin et immobilise le rein.

ditions. Chez quelques-uns très opaques par suite de leur épaisseur, pour éclairer un point douteux il est quelquefois avantageux de faire une épreuve embrassant un champ plus réduit, 15 centimètres par exemple. Quant aux épreuves embrassant l'ensemble des voies urinaires sur une seule grande plaque, nous les réservons pour certains examens dans lesquels nous voulons nous rendre compte de la topographie générale de l'arbre urinaire. Ces épreuves sont toujours moins nettes et moins précises que les épreuves de détails. Après une radiographie de la totalité des voies urinaires sur une seule grande plaque, il est indiqué de reprendre l'examen méthodique sur une série de petites plaques qui seront plus nettes et plus riches en détails.

Chaque procédé a ses indications et son utilité, il faut savoir varier la méthode d'examen selon le but poursuivi.

Lorsque le sujet a été placé sur la table, l'ampoule et le compresseur sont ramenés au-dessus de la région à examiner. Une butée permet de faire coïncider, sans aucune recherche, le rayon normal d'incidence avec le centre de la plaque. Tout l'appareillage est immédiatement réglé. Il n'y a aucune perte de temps, ni fausse manœuvre possible (fig. 11).

Lorsque la respiration du sujet est régularisée, nous interposons entre le tambour compresseur et la paroi abdominale un ballon de caoutchouc en relation avec une soufflerie de thermocautère. Le ballon est gonflé lentement. Celui-ci, pris entre le tambour et la paroi abdominale du sujet, déprime et immobilise la région du sujet au-devant de laquelle il est placé. Ce procédé, indiqué depuis longtemps par Béclère, est essentiellement physiologique. Pour agir sur les muscles abdominaux qui sont des organes élastiques et contractiles, il fallait un appareil jouissant des mêmes propriétés. Or le ballon de caoutchouc en relation avec une soufflerie réalise à la perfection cette condition. Tout muscle surpris commence à se mettre en état de défense : il se contracte. Mais peu à peu si la force agissante se fait souple, le muscle cède et se laisse aller à un état de relâchement complet. Gonflé progressivement sans à-coups, le ballon de caoutchouc déprime la région et l'immobilise. On pousse la compression aussi loin que le sujet peut la supporter. Il est évident qu'il faut savoir limiter cette pression surtout si le malade est porteur d'une hydronéphrose volumineuse, d'un rein polykystique, etc. Il ne faut pas s'exposer, par une compression intempestive, à faire éclater le rein.

Le sujet en place, la compression terminée, il ne reste plus qu'à actionner l'ampoule pendant le temps jugé nécessaire pour impressionner la plaque.

Successivement on opérera de la même façon pour le rein droit, le rein gauche, les uretères et la vessie. Chez quelques sujets, après ces épreuves *normales,* il y aura intérêt à faire d'autres épreuves avec des incidences différentes ou dans d'autres positions. L'ombre d'un calcul se superpose-t-elle d'une côte ? pour dissocier les deux ombres, il suffira d'utiliser une incidence oblique. Pour étudier certains déplacements d'organes, certaines modifications de forme, il y aura intérêt à radiographier le sujet, debout, couché sur le dos, le ventre ou sur le côté, en expiration, ou inspiration.

2° *Examen radiographique combiné à un examen clinique. Cathétérisme de l'uretère, injection de collargol dans la vessie, l'uretère ou bassinet,* etc. D'après l'expérience que nous avons de ces examens qui sont devenus indispensables, nous estimons que le laboratoire de radiographie doit être installé pour permettre une exploration instrumentale des voies urinaires dans des conditions parfaites d'asepsie. Il faut pouvoir radiographier le sujet sur la table même où il a été sondé, cystoscopé. Il faut en outre pouvoir faire ces examens très rapidement, sans aucun déplacement du sujet, impressionner plusieurs plaques en un temps très court.

Ces conditions sont indispensables pour assurer la réussite de ces multiples examens sans provoquer d'accidents infectieux, traumatiques, ou toxiques chez le patient. Nous savons en urologie avec quelle facilité une sonde urétérale fait saigner l'uretère. Blum et Legueu ont signalé des accidents consécutifs à la pyélographie. Chez certains malades, il se produit une véritable infiltration du rein par le collargol. Pour éviter pareille complication, il faut réduire au minimum la durée de l'injection d'argent colloïdal. Jusqu'à ce jour, nous n'avons pas eu l'occasion de constater de troubles graves chez nos malades. Une ou deux fois une colique néphrétique fruste et c'est tout.

Le malade à examiner est donc installé sur une table à cystoscopie dans la position habituelle. Le châssis contenant la plaque radiographique est placé d'avance sous son siège. Il faut donc un châssis étanche, mettant la plaque à l'abri de la transpiration du sujet et des lavages, Dans ces examens combinés, il importe d'avoir des épreuves comparables, faites avec les mêmes distances et les mêmes incidences. Ces conditions de technique sont nécessaires pour se rendre compte des faibles déplacements de certains calculs sous la poussée de la sonde urétérale.

Nous figurons (fig. 13) le dispositif que nous utilisons ainsi avec succès depuis plus de six ans. Les appareils de radiographie ne gênent en rien le chirurgien pendant que celui-ci pratique son examen, introduit une sonde opaque dans l'uretère du patient.

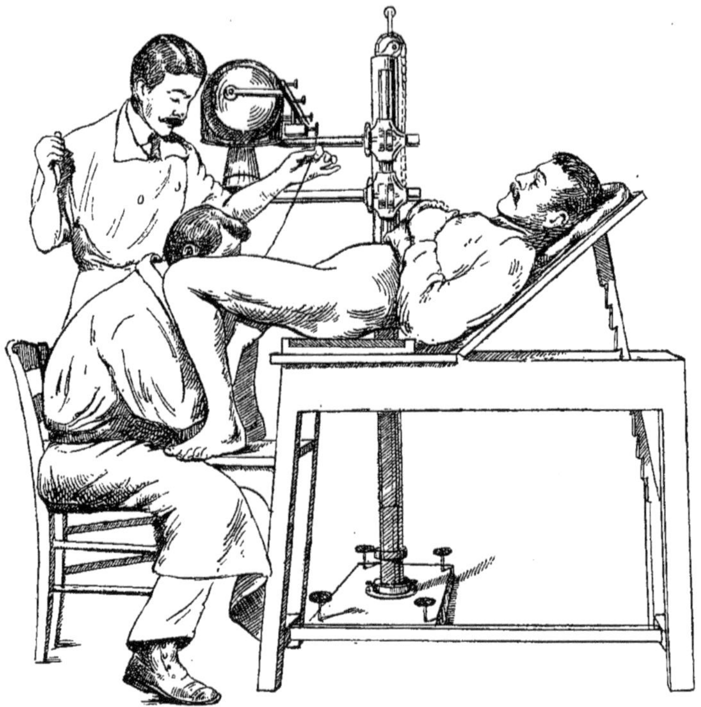

Fig. 13. — Le malade sur la table à cystoscopie, la plaque sous son siège. L'ampoule et le compresseur sont déplacés pendant que le chirurgien pratique son cathétérisme.

Lorsque le moment est venu de contrôler par la radiographie, la position d'une sonde urétérale, le déplacement d'un calcul, l'emplacement d'un bassinet injecté de collargol, etc., il suffit de ramener l'ampoule au-dessus de la région à examiner par simple rotation d'un quart de tour. Une butée arrête le bras porte-ampoule de façon que le rayon normal d'incidence passe par le centre de la plaque. Le malade n'a donc pas eu le moindre déplacement à effectuer, pas plus que le chirurgien qui tient le cystoscope. Avant d'actionner l'ampoule et d'impressionner la plaque, on pourra pratiquer une légère compression avec le ballon de caoutchouc. C'est affaire de tact que de savoir limiter la compression pour éviter de faire mal au malade, de provoquer l'écoulement du liquide injecté dans l'uretère ou le bassinet.

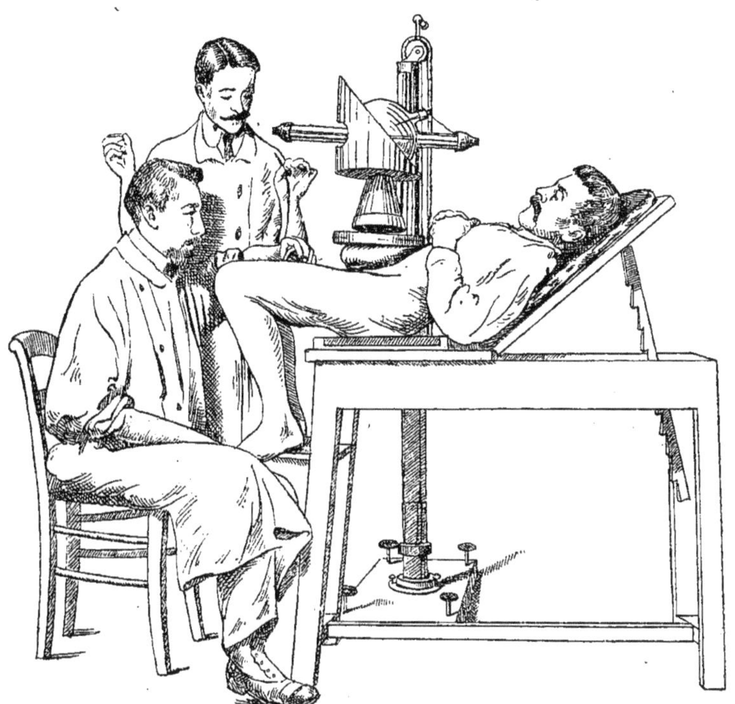

Fig. 14. — La sonde urétérale étant en place, l'ampoule et le compresseur sont ramenés par simple rotation.

Avec la technique que nous venons d'exposer, la radiographie se superpose à l'examen clinique sans en augmenter la durée.

3° *Radiographie stéréoscopique.* — Il arrive que, sur une plaque radiographique ordinaire, l'ombre d'un calcul se superpose à celle d'une sonde opaque aux rayons X. Cette simple épreuve n'indique pas si la sonde passe au contact du calcul, ou bien au contraire, si elle passe au-dessus ou au-dessous à une certaine distance. Depuis longtemps, Béclère a montré que dans ces cas douteux, il y avait intérêt à obtenir deux épreuves stéréoscopiques. Le simple examen de ces radiographies indique immédiatement les positions réciproques de la sonde et du calcul.

Pour pratiquer un tel examen, les appareils doivent répondre à certaines conditions :

1° D'une épreuve à l'autre, il faut pouvoir déplacer l'ampoule d'une distance donnée pour obtenir au maximum l'effet stéréoscopique.

2° Le porte-plaque doit permettre le changement de la plaque sans que le malade subisse le moindre déplacement.

En pratique, ce procédé est peu employé. Son utilité est rare. Il augmente la durée des examens. Il nécessite des dispositifs un peu spéciaux tant pour la réalisation des épreuves que pour leur examen. Certaines personnes ne voient pas en relief les images stéréoscopiques. Pour ces multiples raisons, la radiographie stéréoscopique est peu utilisée. Elle mériterait cependant une place un peu plus large.

4° *Examen radioscopique.* — Depuis très longtemps Béclère a décrit la technique de l'examen radioscopique des voies urinaires et a montré les résultats qu'il pouvait donner. C'est en 1903, au congrès d'Angers, qu'il présenta une étude sur cette question. Depuis, d'autres auteurs, Lejeune en Belgique, Nogier en France ont attiré à nouveau l'attention sur ce mode d'examen, mais sans rien ajouter de bien nouveau.

Tout d'abord, une première question se pose, l'examen radioscopique peut-il remplacer l'examen radiographique et se substituer à lui ? Nous ne le croyons pas et pour de multiples raisons. La radiographie est un document impersonnel, rigoureusement précis. Le dessin radioscopique au contraire est une interprétation toute personnelle, beaucoup moins exacte que l'image radiographique. Il n'est pas rare de trouver des malades porteurs de calculs ramifiés, à formes complexes, il ne faut pas demander à la radioscopie de nous donner une image fidèle de ces calculs. Tout au plus est-elle susceptible de nous indiquer s'il existe un calcul ou non. Encore faut-il tenir compte de la corpulence du sujet, de la dimension des calculs. L'expérience nous a montré que de très petits calculs chez des sujets très épais pouvaient parfaitement passer inaperçus à l'examen radioscopique. Il en est de même pour certains calculs plus volumineux, mais peu opaques aux rayons X.

Une autre raison en faveur de la radiographie est la suivante : il arrive souvent au cours d'une intervention que le chirurgien trouve difficilement le calcul ; ou bien après une série d'extraction de fragments, il ne sait pas si tout a été enlevé ou non. La vue d'une image précise, donnée par une bonne radiographie, pousse à continuer la recherche d'un calcul difficile à extraire ; elle permet de se rendre compte si tous les calculs reconnus sont enlevés ou non. Jamais un vague schéma radioscopique ne jouera le rôle nécessaire, n'inspirera la confiance qui fait continuer une intervention difficile, parfois même dangereuse. A l'heure critique, il faut le document précis, impersonnel, pour inspirer une salutaire confiance et vaincre les difficultés opératoires.

Enfin, la radioscopie bien souvent est inutilisable pour reconnaître les contours du rein, son emplacement, pour examiner un bassinet rempli de collargol. Au niveau de la vessie, l'opacité des tissus, la plupart du temps, ne permet pas de voir à la radioscopie un calcul, que montre cependant la radiographie.

Il est permis encore d'ajouter qu'une radioscopie demande plus de temps qu'une radiographie, par la préparation du sujet, par celle des yeux de l'observateur. Pour ces multiples raisons nous ne croyons pas que la radioscopie puisse remplacer la radiographie.

La radioscopie a cependant son utilité dans l'examen des voies urinaires. Un calcul radiographié en une fraction de seconde donne une ombre parfaitement nette, cette image ne fournit aucune notion sur la mobilité du corps qui lui a donné naissance. Au contraire, la radioscopie permettra de se rendre compte de cette mobilité. Dans certains cas, la radioscopie mieux que la radiographie aidera à établir un diagnostic différentiel entre un calcul du rein et un calcul de l'intestin. Si dans un cas semblable, nous avions eu recours à la radioscopie, nous aurions évité de faire rechercher dans un rein un calcul du gros intestin. La radiographie conduisait à une fausse interprétation des ombres, tandis que la radioscopie indiquait manifestement le siège du corps étranger. Au chapitre des erreurs d'interprétation, nous reviendrons sur cet exemple. Toutes les fois qu'il se présentera un doute dans l'interprétation d'une radiographie urinaire, il ne faut pas hésiter à faire l'examen radioscopique.

Comment doit-on pratiquer cet examen ? Suivant les sujets, les genres de recherche, le malade sera examiné debout ou couché. D'une manière générale, il faut utiliser un dispositif permettant au malade de mettre tous ses muscles au repos. La méthode anglaise consiste à coucher le malade à plat ventre sur une table, l'ampoule étant au-dessous et l'écran au-dessus contre la région lombaire. Un ballon interposé entre la paroi abdominale et la table peut faciliter ainsi cet examen en déprimant la paroi et en diminuant d'autant l'épaisseur du sujet. Debout, à l'aide de notre dispositif disposé horizontalement, le sujet sera placé entre l'écran et le compresseur ; en gonflant avec une soufflerie un ballon de caoutchouc pris entre la paroi abdominale et le compresseur, on arrivera à faire de la radioscopie verticale dans d'excellentes conditions. Si au contraire on demande au sujet, comme certains auteurs l'ont proposé, de faire eux-mêmes de la compression en s'appuyant contre l'ouverture du diaphragme, on détermine ainsi une contraction des muscles abdominaux et la paroi ne se laisse plus déprimer aussi bien.

V. — Développement des clichés radiographiques.

Le développement des plaques radiographiques doit être fait par le radiographe lui-même au fur et à mesure de leur impression. Il faut pouvoir rectifier un temps de pose, le réglage d'une ampoule dès la première plaque. Il faut pouvoir recommencer une épreuve défectueuse avant que le sujet à examiner ne soit parti, compléter un examen détaillé par une épreuve d'ensemble, faire une épreuve supplémentaire, etc. Un examen radiographique des voies urinaires ainsi pratiqué prend beaucoup de temps, mais ce n'est qu'à cette condition que l'on tire de cette méthode d'examen tous les renseignements qu'elle peut donner. En remettant le développement des plaques à plus tard, en le confiant à un manœuvre quelconque on s'expose à certaines erreurs ou à certaines omissions.

Ces données générales étant formulées, nous ne saurions ici insister sur le développement en lui-même et donner des formules de développateurs. Elles sont nombreuses et variables suivant les plaques utilisées. Ce qu'il faut, c'est apprendre à se servir d'un développateur et à en tirer le meilleur parti avec telles plaques de telle fabrication. En utilisant les plaques Lumière, le développateur au diamidophénol donne d'excellents résultats.

Comme à l'ordinaire, après le développement, la plaque est fixée dans de l'hyposulfite de soude et lavée à l'eau courante pendant au moins deux heures. Ensuite elle est placée à l'abri de la poussière pour qu'elle puisse sécher. Suivant les saisons, suivant l'état hygrométrique de l'air, il faut compter de 8 à 12 heures, pour que la gélatine soit sèche. Pour éviter les taches et les marbrures, il est indispensable de laisser sécher une plaque à la même température, dans les mêmes conditions.

Pendant le développement, il faut conduire l'opération de façon à avoir un cliché sec développé au point voulu, ni trop clair, ni trop foncé. C'est d'après un tel document, qu'il sera le plus facile de tirer les renseignements utiles.

Il ne faut pas compter en radiographie urinaire sur les opérations secondaires, telles que le renforcement ou l'affaiblissement pour mettre un cliché au point. Lorsqu'après le séchage une plaque paraît insuffisante, il faut la recommencer. C'est s'exposer à des erreurs désagréables que de chercher à améliorer une plaque radiographique par un des nombreux procédés employés en photographie.

CHAPITRE V

INTERPRÉTATION DES RADIOGRAPHIES
DES VOIES URINAIRES

I. — Examen des plaques radiographiques.

Lorsque la plaque radiographique a été développée et séchée, il reste à l'examiner méthodiquement. Il est de toute évidence que seule la plaque impressionnée par le faisceau de rayons X doit servir à l'établissement d'un diagnostic. Il serait imprudent d'utiliser un tirage sur papier quelle que soit sa perfection. A chaque opération photographique certains détails s'atténuent, certaines causes d'erreur entrent en jeu. Il faut remarquer aussi qu'un cliché s'examine par *transparence*, tandis que un tirage sur papier s'examine par *réflexion*. Ce dernier mode de vision et d'examen est bien inférieur au premier. Les épreuves sur papier ne peuvent servir qu'à satisfaire la curiosité du grand public. A défaut du cliché qui est un objet fragile, facilement détériorable, une interprétation écrite de la main du radiographe, accompagnée d'un dessin schématique a beaucoup plus d'intérêt et de valeur qu'une mauvaise épreuve sur papier.

Une plaque radiographique doit être examinée dans de bonnes conditions de lumière et d'éclairage. Il est désastreux de voir certaines personnes prendre une plaque à bout de bras et l'examiner directement sur une source lumineuse quelconque. Beaucoup de détails s'atténuent et passent inaperçus. L'on accuse ensuite la radiographie de ne rien montrer, d'être un rébus incompréhensible.

Le principe fondamental de tout examen de cliché radiographique consiste à interposer un verre dépoli très fin entre la source lumineuse et le cliché. Des appareils spéciaux appelés *négatoscopes* permettent ces examens dans d'excellentes conditions. La source lumineuse est enfermée dans une caisse dont l'une des faces porte un verre dépoli et un châssis pour mettre la plaque à examiner. De cette façon la source lumineuse n'éclaire que la plaque par transparence et l'œil se trouve dans les meilleures conditions pour saisir tous les détails donnés par la radiographie. Dans un appareil bien compris l'éclairage doit être uniforme, à intensité variable suivant l'opacité du cliché. Ces appareils sont généralemenl lourds et peu transportables. Dans la pratique courante, il est nécessaire de présenter ces clichés en

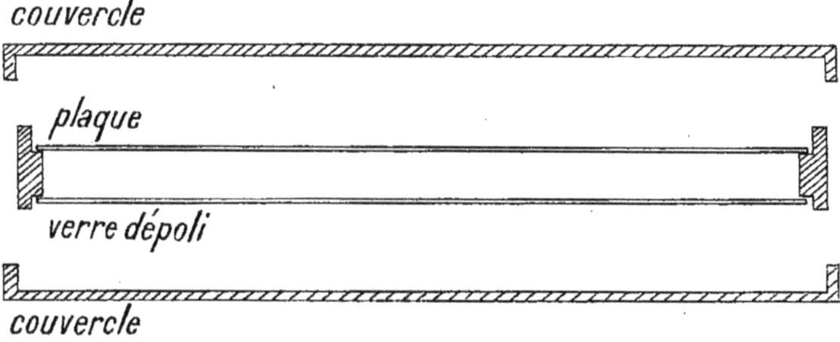

Fig. 15. — Négatoscope portatif de l'auteur. Vue en coupe.

consultation au domicile du malade, chez un confrère, au chirurgien dans le cours d'une opération. Pour répondre à ce but, nous avons fait construire un négatoscope transportable, ne dépassant pas comme volume celui d'une boîte de plaque $24 \times 3o$. Cet appareil comprend un cadre en bois dont l'une des faces est garnie d'un verre dépoli fin et l'autre d'une rainure destinée à recevoir le cliché à examiner. Deux couvercles mobiles protègent le cliché et le verre dépoli pendant les transports.

Pour examiner la plaque, il suffit d'enlever les deux couvercles et de la regarder devant une source de lumière quelconque. En variant les distances et l'orientation, il est des plus facile d'examiner à fond un cliché sans perdre le moindre détail. La plaque tenue par le cadre en bois de l'appareil ne risque pas d'être cassée, ni tachée par des doigts. Nous avons promené ainsi quelques centaines de clichés sans le moindre accident, ni la moindre tache.

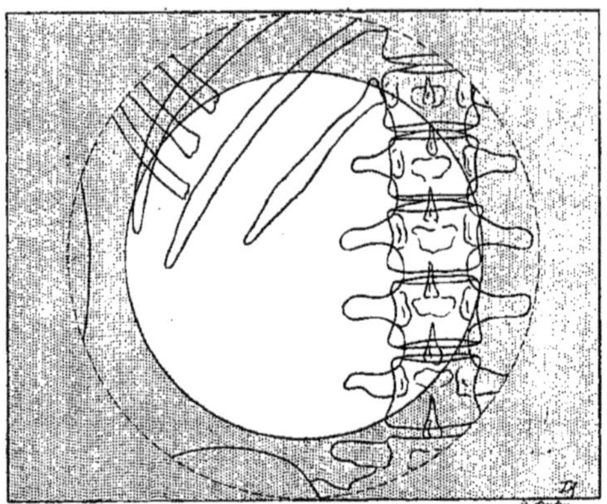

Fig. 17. — Rein gauche et uretère lombaire droit.

Une autre précaution consiste à limiter par une cache en papier noir le champ intéressant de l'épreuve. L'œil n'est distrait par aucune lumière inutile et se trouve dans de meilleures conditions pour apprécier les nuances si variées des ombres radiographiques. Nous figurons ici les trois épreuves types de l'examen des voies urinaires. Le pointillé représente la cache en papier.

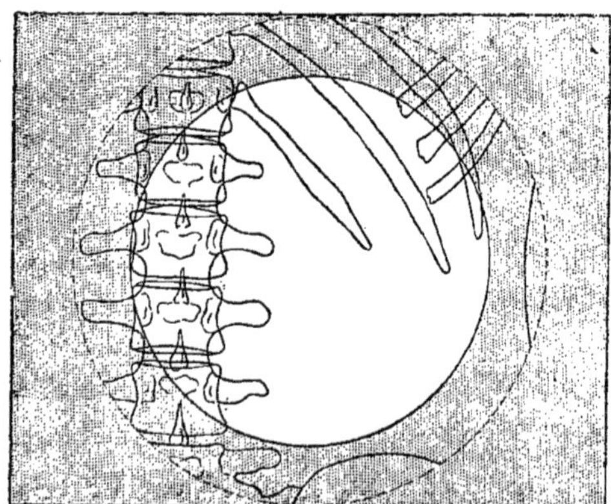

Fig. 16. — Rein droit et uretère lombaire gauche.

Enfin il est utile d'inscrire sur la plaque la région exacte, droite ou gauche, à laquelle elle répond. Avec les écrans renforçateurs les plaques sont impressionnées soit dans un sens, soit dans l'autre. Pour éviter toute erreur d'interprétation il est indispensable d'indiquer le côté auquel répond telle épreuve.

Chaque plaque portera en outre le nom du sujet examiné, la date, un numéro d'ordre permettant le classement des clichés.

Au fur et à mesure de l'examen du cliché, les constatations faites seront transcrites sur une feuille d'observation radiographique. Celle-ci sera transmise au médecin ou au chirurgien traitant. Il y aura lieu de distinguer sur cette feuille d'examen les constatations certaines d'avec les interprétations. Ainsi à l'examen d'une radiographie rénale, nous voyons une ombre au niveau

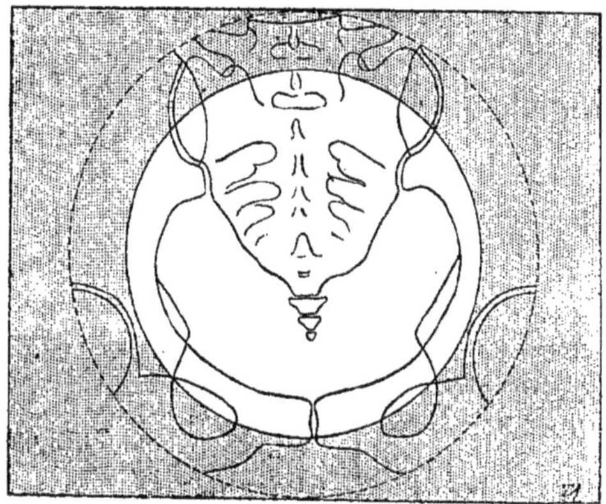

Fig. 18. — Vessie et uretères pelviens.

du bassinet, nous pouvons transcrire d'une façon certaine : il existe une ombre au niveau du bassinet. Ensuite nous interprétons et disons : cette ombre peut répondre à un calcul urinaire de telle forme, de telles dimensions. Il appartiendra au clinicien de se rendre compte si les signes cliniques concordent ou non avec les recherches radiographiques.

II. — Formes, Dimensions des ombres radiographiques.

L'image d'un organe, d'un rein, d'un corps étranger ou d'un calcul telle qu'elle est produite par un faisceau de rayons X présente des caractères très particuliers qu'il faut parfaitement connaître si l'on veut savoir leur exacte correspondance. Autrement dit, pour interpréter une image radiographique, il faut savoir se rendre compte d'après les ombres radiographiques des caractéristiques du corps qui leur a donné naissance.

L'image radiographique peut s'étudier à deux points de vue : on peut analyser ses formes et dimensions, puis la valeur de sa teinte si elle est uniforme, de ses teintes si celles-ci sont multiples.

Pour interpréter convenablement une radiographie quelconque et une radiographie urinaire en particulier, il faut savoir exactement ce que l'on peut tirer de ces deux catégories de révélations données par l'image radiographique. Nous diviserons cette étude en deux chapitres. Nous étudierons d'abord les dimensions de l'image radiographique puis la valeur de ses teintes.

Une notion domine toute l'étude des formes des images radiographiques c'est que ces images sont des *ombres portées* par un faisceau de rayons X prenant naissance en un point de l'anticathode. La forme, l'étendue de ces ombres sont donc déterminées par des lois géométriques. Si l'on veut bien comprendre et interpréter les images radiographiques il est indispensable d'être au courant du mode de formation de ces images et de voir pour ainsi dire dans l'espace les corps qui leur ont donné naissance.

Pour simplifier cette étude prenons l'exemple d'un calcul que nous figurons en coupe (fig. 21). Nous appellerons *ligne d'ombre du calcul* la ligne qui réunit sur notre coupe les points touchés par les rayons X tangents aux deux extrémités du calcul.

Pour comprendre le mode de formation des images il faut tenir compte des facteurs suivants :

1° Distance de la ligne d'ombre du corps radiographié au plan de projection (plaque photographique).

2° Distance de l'anticathode au plan de projection.

3° Orientation de la ligne d'ombre.

1° **Distance de la ligne d'ombre au plan de projection.** — Si l'on utilisait en radiographie un faisceau de rayons X parallèles, venant de l'infini, la distance de la ligne d'ombre du corps radiographié à la plaque servant de plan de projection n'aurait aucune importance. En effet, un faisceau de rayons parallèles donne une ombre de grandeur égale à la ligne d'ombre quelle que soit la distance de cette dernière au plan de projection. Ainsi dans la figure 19 les calculs I et II de même dimension placés à des distances variables du plan de projection donnent deux ombres égales $C_1 C_1'$ avec des rayons parallèles venant de l'infini.

Au contraire, en utilisant des faisceaux de rayons non parallèles prenant naissance en A, l'ombre portée CC' sera d'autant plus agrandie que la ligne d'ombre sera plus éloignée du plan de projection. Dans la figure, l'ombre portée par le calcul II sera plus grande que l'ombre portée par le calcul I.

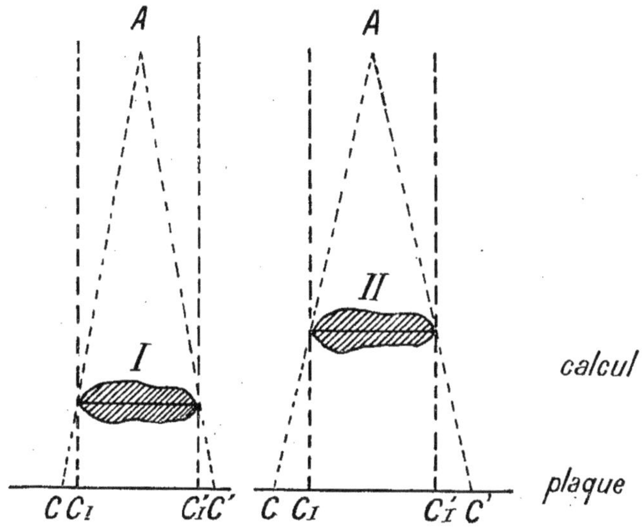

Fig. 19. — Calculs I et II à deux distances différentes de la plaque sensible.

Pour éviter les agrandissements de l'ombre portée par rapport au corps qui lui donne naissance, il y a donc intérêt à rapprocher ce corps le plus possible du plan de projection. Dans les évaluations de dimensions, il y a lieu de tenir compte de ce facteur.

2° *Distance anticathode-plaque.* — Puisque les rayons parallèles donnent des ombres de même dimension que la ligne d'ombre, il est indiqué de placer l'anticathode aussi loin que possible du plan de projection et de se rapprocher de cette condition idéale. Mais en pratique, il faudra réduire considérablement la distance anticathode-plaque, et l'on aura un agrandisse-

ment de l'ombre portée d'autant plus marqué que l'anticathode
sera plus voisine de la plaque. L'éclairage produit par une source
de rayons X est soumis à la loi du carré des distances, s'il faut
10 secondes pour radiographier un sujet l'anticathode étant à
5o centimètres de la plaque, il faudra un temps quadruple c'est-
à-dire 4o secondes pour obtenir la même épreuve, l'anticathode
étant à une distance double, à 100 centimètres de la plaque.

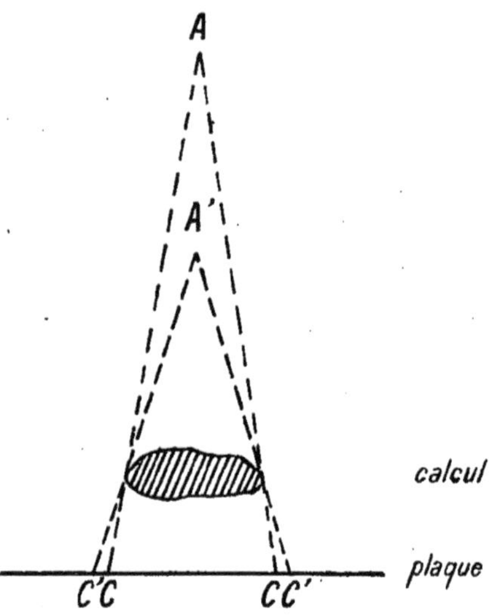

Fig. 2o. — L'anticathode est successivement en A puis A', en se rapprochant de la plaque
et de la ligne d'ombre, elle donne une ombre plus grande C' C'.

Nous savons par ailleurs, qu'il est indispensable, pour avoir
une épreuve valable, d'assurer l'immobilité des organes pendant
le temps de pose. Pris entre ces deux alternatives, chaque opérateur suivant son matériel, suivant l'épaisseur du sujet aura le
soin d'établir une perte moyenne. Si l'on veut bien peser la valeur
de ces deux facteurs et de leurs conséquences, on n'hésitera pas
à diminuer le temps de pose au dépens de la distance anticathode-plaque pour obtenir une immobilité parfaite de l'organe
pendant l'impression de la plaque radiographique. Mieux vaut
avoir l'ombre agrandie d'un organe ou d'un calcul plutôt que de
ne pas l'avoir du tout.

3° **Orientation de la ligne d'ombre par rapport au plan de projection.** — Lorsqu'on pratique la radiographie d'un membre, on peut admettre en principe que le squelette est sensiblement parallèle au plan de projection, que l'ombre portée sera d'autant moins agrandie que la ligne d'ombre sera plus rapprochée de la plaque, que l'anticathode en sera plus éloignée. Au contraire, *en radiographie urinaire*, l'orientation de l'organe examiné peut être quelconque par rapport à ce plan de projection. Par le fait de cette donnée inconnue du radiographe, l'appréciation exacte

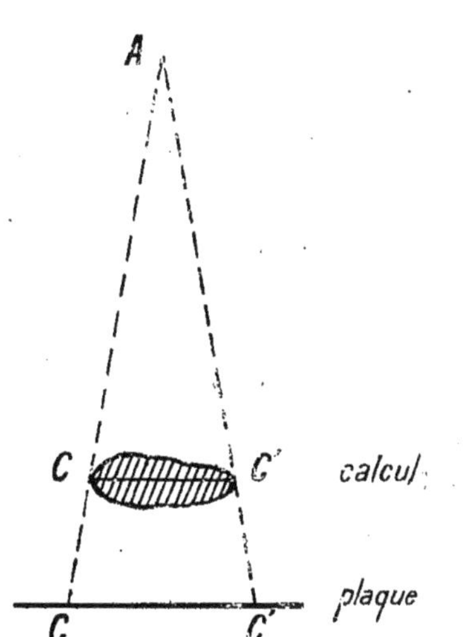

Fig. 21. — Calcul parallèle à la plaque, l'ombre portée est agrandie.

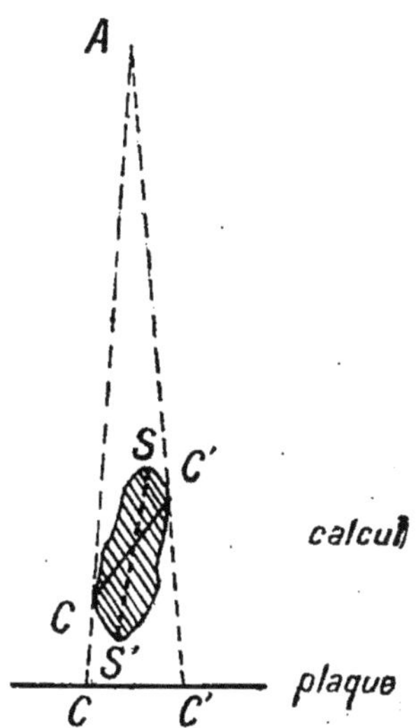

Fig. 22. — Calcul oblique par rapport à la plaque, l'ombre portée est plus petite que le calcul vu par son plus grand côté.

des dimensions de la ligne d'ombre est impossible d'après l'ombre portée, même si l'on connaît la distance anticathode-plaque et la distance de la ligne d'ombre au plan de projection. Pour arriver à une évaluation exacte, il est indispensable, en outre, de connaître l'angle d'inclinaison de la ligne d'ombre par rapport au plan de projection.

Pour fixer les idées sur ce point de technique, prenons l'exemple d'un calcul parallèle au plan de projection, puis oblique par rapport à ce même plan.

Dans le cas du calcul (fig. 21) parallèle au plan de projection, la ligne d'ombre CC', répondant à la plus grande dimension de calcul, se projette sur la plaque en donnant une ombre agrandie CC'. En nous reportant à la figure suivante, nous trouvons le calcul orienté obliquement et nous constatons les faits suivants :

1° La ligne d'ombre ne répond plus au plan de symétrie du calcul, elle est plus petite que les dimensions maxima du calcul.

2° L'ombre portée CC' est plus petite que la ligne d'ombre CC' du calcul et plus petite par conséquent que la dimension maxima du calcul.

3° En évaluant le calcul d'après l'ombre portée, sans tenir compte de son orientation, on n'obtient aucune notion exacte sur ses dimensions maxima.

Cette étude géométrique nous montre que la radiographie ne donne pas toujours des ombres agrandies, comme on le croit habituellement. Elle s'applique à tous les organes mobiles, à tous les corps étrangers dont la position est susceptible de modifications. En radiographie urinaire plus particulièrement, l'orientation du rein, de l'uretère, des calculs, etc., peut être quelconque, inconnue du radiographe. Nous sommes amenés naturellement à cette conclusion : que l'anticathode soit plus ou moins éloignée de la plaque, que le calcul, ou le rein ou l'uretère en soient plus ou moins rapprochés, nous ne pouvons pas déduire à coup sûr, d'après l'ombre portée, les dimensions exactes du rein, de l'uretère ou du calcul. L'obliquité possible du corps radiographié par rapport au plan de proportion est un obstacle à cette évaluation directe. Une seule espèce de corps fait exception à cette règle : les corps sphériques.

Nous avons cru utile d'exposer ces lois de formation des ombres déjà bien connues, car certains auteurs prétendent, avec leurs méthodes de précision, donner les dimensions exactes d'un calcul d'après son ombre portée avec une erreur d'appréciation de deux centièmes au maximum en plus ou en moins, l'agrandissement étant d'un dixième.

En réalité, il en est tout autrement et cette apparente précision ne peut conduire qu'à des erreurs, qu'à des reproches contre la radiographie. Si l'on examine une coupe passant par la région rénale, on voit que le rein est oblique de dehors en dedans et d'avant en arrière. Les calculs se développant dans le bassinet et les calices d'un tel rein sont généralement orientés de la même façon. L'uretère n'est pas davantage parallèle au plan de projection lorsque le sujet est dans le décubitus dorsal. Il ne faut donc pas demander à une ombre radiographique de nous fournir immédiatement les dimensions exactes du corps qui lui a donné naissance.

Si dans un cas particulier, il y avait intérêt à calculer exactement les dimensions d'un calcul, d'un rein, d'un organe quelconque, voici la marche à suivre. Tout d'abord, une série d'épreuves faites chacune à quelques jours d'intervalle, si le corps à radiographier était mobile, pourrait le montrer de face et de profil. Il y aurait lieu ensuite de déterminer, pour ces diverses positions, l'orientation de la ligne d'ombre. Connaissant la distance anticathode-plaque, il est facile de calculer les dimensions exactes de la ligne d'ombre. On pourra ainsi déterminer plusieurs valeurs et se rendre compte des dimensions, longueur et largeur de l'organe ou du corps étranger.

En pratique, ces mensurations exactes, très délicates et très longues, n'ont aucune utilité. Nous ne les avons jamais pratiquées. Avec de l'expérience, en tenant compte de toutes les données, distances, orientation de l'organe, il est permis d'évaluer *approximativement*, d'après l'ombre portée, les dimensions de l'organe, son emplacement, son orientation, son poids. Les renseignements ainsi formulés par un radiographe compétent suffisent pour guider la conduite du chirurgien. Ils n'ont aucune prétention à la précision mathématique et chacun attribuera au diagnostic radiographique sa juste valeur.

En radiographie urinaire, nous interprétons les résultats surtout par analogie, beaucoup plus que par des mensurations exactes. Par cela, nous nous mettons en harmonie avec les procédés cliniques. Nous disons qu'un rein à la palpation est normal, gros ou petit, abaissé ou élevé. Nous n'évaluons jamais ces données en centimètres. Par l'examen radiographique, nous disons parallèlement que l'ombre rénale est normale, plus grande ou plus petite, abaissée ou élevée. Pour les corps étrangers, par analogie, nous évaluons approximativement leurs poids, leurs formes, leurs dimensions d'après leurs ombres.

III. — Valeurs des ombres radiographiques.

Le chapitre précédent a montré comment il fallait apprécier les dimensions des ombres radiographiques. Nous avons à voir avec quelles intensités ces ombres se projettent sur la plaque radiographique. Comme l'a écrit un humoriste radiographe distingué, la radiographie ne montre que *du blanc et du noir*. L'intérêt de la radiographie est donc entièrement sous la dépendance de l'interprétation que l'on donnera à la valeur de telle ou telle ombre portée. C'est l'opération la plus délicate de tout l'examen radiographique. Pour être pratiquée correctement, elle nécessite de l'expérience et un sens clinique profond. L'opération physique de la radiographie qui par elle-même a une valeur *absolue* demande a être adaptée à son but et ne conserve en dernière analyse qu'une valeur *relative*. La lecture d'une radiographie est donc une opération difficile, beaucoup plus difficile que l'obtention de l'épreuve elle-même. Avant de s'adresser aux épreuves pathologiques, il est indispensable de savoir lire la radiographie d'un sujet normal.

Pour interpréter une telle épreuve, il faut se rappeler la loi générale formulée par Benoist qui régit l'absorption des rayons X par les corps qu'ils rencontrent : l'opacité spécifique des corps simples, mesurés dans des conditions bien définies, est une fonction déterminée et généralement croissante de leur poids atomique. Cette loi s'applique aux corps simples comme aux corps les plus complexes. Lorsque nous nous trouvons en présence d'un corps complexe, comme un rein, un calcul, l'opacité de ces corps est une résultante de l'opacité spécifique de chacun des corps simples constituants. Toute différence d'opacité se traduit sur la plaque par une différence de teinte. Ce sont ces variations de teinte qui dessinent les ombres portées, les images radiographiques.

L'observateur placé en présence d'une radiographie urinaire (cliché éclairé convenablement) distinguera les détails suivants :

1° Le cadre osseux, riche en carbonate et phosphate de chaux, plus opaque aux rayons X que tous les autres tissus, se dessine en clair avec un contraste variable suivant l'épaisseur du sujet, l'opacité de ses os et celle de ses tissus mous. Il existe à ce point de vue de très grandes variations. Les contours du cadre osseux doivent être parfaitements nets. Il faut pouvoir distinguer les vertèbres, le sacrum et le coccyx avec tous leurs détails de structure : corps vertébraux, apophyses épineuses, apophyses articulaires. En particulier, les deux dernières côtes et les apophyses transverses des vertèbres lombaires doivent être parfaitement reconnaissables dans leurs contours, leur forme et leur structure. Chez beaucoup de sujets, sur une bonne épreuve, la trabéculation osseuse est visible. Habituellement, l'articulation sacro-iliaque est parfaitement marquée ainsi que les contours du détroit supérieur et la symphyse pubienne. Cette dernière est cependant moins nette parce que plus éloignée de la plaque sensible. La visibilité de tous ces détails est donnée par la plupart des auteurs comme signes caractéristiques d'une bonne radiographie.

2° Les parties molles, beaucoup moins opaques que les tissus osseux, se dessinent sur la plaque par des zones plus ou moins foncées suivant leur degré de transparence. Après le squelette, il faut signaler les muscles. Le psoas, en particulier, laisse une ombre relativement plus claire le long de la colonne lombaire, orientée de haut en bas et de dedans en dehors. Cette ombre est un point de repère, habituellement visible en radiographie urinaire. Au niveau de la cavité pelvienne, les muscles ne se distinguent pas les uns des autres. Ils forment un écran également opaque.

Depuis la onzième côte jusqu'au pubis, nous pourrons trouver l'ombre de l'intestin diversement marquée. Quelquefois gonflées de gaz, les anses intestinales laissent sur la plaque des ombres noires rappelant très exactement leur forme, leurs détails de structure. Le gros intestin, dans ces conditions, montre ses valvules conniventes parfaitement dessinées et reconnaissables. Au contraire, l'intestin vide ou rempli de matières donne une ombre claire uniforme, mais moins claire que celle du muscle psoas. Lorsqu'il existe des gaz et des matières l'intestin donne une image alternativement claire et sombre. Ce sont de véritables chapelets dont la forme ne laisse aucun doute sur l'origine. Il faut bien connaître ces images pour les distinguer des ombres des calculs. C'est pourquoi, il est préférable de radiographier les malades avec un intestin vide de gaz et de matières. Dans ces conditions, il laisse une ombre uniforme n'apportant aucune gêne à l'exploration radiographique des voies urinaires.

3° La visibilité des organes urinaires est des plus variables et des plus irrégulières. Le parenchyme rénal se dessine en totalité ou en partie dans 75 pour 100 des radiographies rénales. Il donne une ombre claire à contours réguliers rappelant la forme du rein. En effet le rein est plus opaque que l'intestin et tranche sur les ombres plus foncées que donne le tube digestif. Le contour du rein est d'autant plus visible qu'il est cerné par une ombre plus foncée, régulière, produite par la capsule adipeuse. Bordier a montré expérimentalement que la graisse est plus transparente que le muscle ou la substance rénale. La visibilité de la capsule adipeuse est une des meilleures conditions pour reconnaître les contours du rein et tout au moins du pôle inférieur.

La visibilité du rein est la conséquence d'une différence d'opacité entre le tissu rénal et le milieu ambiant. Cette visibilité n'existe pas chez tous les sujets. Des sujets minces ne laissent pas voir leur rein, des sujets très épais au contraire le montrent admirablement et réciproquement. Même observation pour les sujets gras ou musclés. Seul un physicien a pu avoir l'idée bizarre d'attribuer la visibilité du rein à un état de congestion de cet organe, opinion qui, à juste titre, a provoqué l'hilarité des cliniciens.

Habituellement, le bassinet et l'uretère ne sont pas visibles. Ce n'est que dans des conditions rarissimes (Aubourg) que la simple radiographie révèlera l'ombre de ces organes sur la plaque photographique. Mais à l'aide d'artifices dont nous parlerons ultérieurement, il est possible d'étudier admirablement l'emplacement, la forme, les dimensions du bassinet, des calices et de l'uretère.

Enfin la vessie contenant une certaine quantité d'urine, 150 à 200 centimètres cubes d'urine, peut donner une ombre claire par rapport à la teinte plus foncée que présente la cavité pelvienne. Sans aucun artifice, chez les sujets ayant une bonne tonicité vésicale, il n'est pas rare de voir le globe vésical projeter une ombre à bords parfaitement nets. Il est infiniment probable que l'on ne voit ainsi que l'ombre du liquide contenu dans l'organe sans que les parois elles-mêmes donnent une image. Lorsqu'il y a un intérêt à explorer par la radiographie une vessie, il est plus simple de la remplir avec une solution d'argent colloïdal plutôt que de compter sur sa visibilité naturelle.

La prostate et l'urètre à l'état normal ne laissent aucune ombre visible.

Les corps étrangers et les calculs donneront des ombres en rapport avec leurs compositions. Ces ombres seront plus claires, égales ou plus foncées que les régions ambiantes. Leurs valeurs seront spécialement étudiées dans les chapitres suivants.

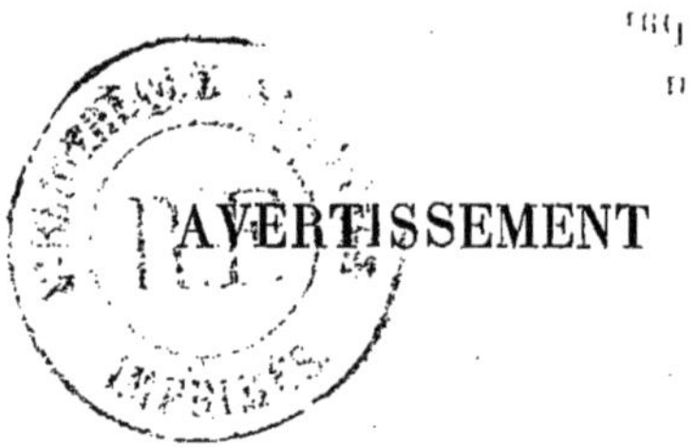

AVERTISSEMENT

Nous nous sommes proposé de présenter au lecteur le résultat de nos recherches sur l'exploration radiographique des voies urinaires. Nous avons laissé de côté toute discussion concernant telle ou telle méthode, comme toute recherche bibliographique.

L'idée dominante de ce travail a été de mettre en relief la nécessité de la perfection dans la technique radiologique. Pour faire un diagnostic, lorsque le radiographe se trouve en présence d'un urinaire, il ne suffit pas de mettre le malade devant l'ampoule et de faire passer le courant pendant quelques secondes ou quelques minutes. Si cette méthode simple suffit pour voir grossièrement une fracture ou une luxation, elle est totalement insuffisante pour la recherche d'un calcul urinaire, pour situer la position d'un rein. La faible opacité des formations lithiasiques, la mobilité du contenu de la loge rénale, si l'on veut enregistrer sur la plaque radiographique tous les détails susceptibles d'être perçus, exigent une technique spéciale. Nous nous sommes efforcés de la faire connaître au lecteur dans ses moindres détails.

La tâche du radiologue n'est pas terminée lorsqu'il a obtenu une radiographie parfaite. L'image qu'il a devant les yeux est le résultat d'une série d'autres portées appartenant à des plans très différents les uns des autres. Il faut interpréter cette image radiographique c'est-à-dire attribuer à chaque plan anatomique la part qui lui revient dans la formation de l'épreuve.

Si cette distinction est quelquefois possible par les procédés radiographiques seuls il arrive souvent que la solution du prose rendra compte immédiatement de la diversité que présentent les ombres rénales. Ces indications n'ont qu'une valeur morphologique, elles ne renseignent en aucune façon sur la valeur fonctionnelle de l'organe. Mais elles peuvent servir à orienter ou même à fixer un diagnostic dans certains cas douteux.

Volume. — D'après la forme et les dimensions de l'aire rénale, il est permis d'apprécier approximativement le volume du rein. On pourra très bien dire si un rein est gros ou petit, atrophié, sclérosé ou bien au contraire hypertrophié. Ces indications compléteront très heureusement la palpation.

Orientation. — Enfin, un rein peut modifier son orientation et basculer en partie sur place. Il est intéressant, dans l'histoire de certaines hydronéphroses, de constater ces changements d'orientation et de voir comment ceux-ci contribuent au processus morbide.-

Mobilité. — Il est facile de se rendre compte de la mobilité rénale en radiographiant le sujet en inspiration et en expiration. Si le rein n'est pas fixé par des adhérences, par de la périnéphrite on constate des déplacements variables, mais pouvant atteindre 5 à 6 centimètres. Il est possible aussi de constater par la radiographie les déplacements du rein avec l'attitude du sujet, en radiographiant le sujet debout, puis couché. Si le rein n'est pas visible, il faut pratiquer ces épreuves soit après une injection de collargol, soit après un cathétérisme au moyen d'un sonde opaque aux rayons X.

II. — Radiographie des calices, du bassinet, de l'uretère, pyélographies.

Il est véritablement très rare d'obtenir l'image de l'un de ces organes par la simple radiographie. Aussi faut-il recourir à un moyen détourné pour les étudier. En remplissant leurs cavités par un liquide opaque aux rayons X, il est possible de radiographier ces organes et d'obtenir l'ombre portée de leurs moulages. La paroi elle-même reste invisible. Wœlcker et Lichtenberg furent les premiers en 1906 à imaginer et à utiliser cette méthode qu'ils appelèrent pyélographie. En France, Albarran et Ertzbischoff furent les premiers à l'essayer, puis Rafin et Arcelin à Lyon. Aujourd'hui il se pratique des pyélographies dans tous les services d'urologie bien organisés.

Technique. — Comme nous l'avons indiqué plus haut, le sujet est placé sur la table à cystoscopie, la plaque sous la région rénale. Le cathétérisme est pratiqué comme à l'ordinaire, puis on attend que la rétention, si elle existe, soit évacuée.

A ce moment on injecte, soit au moyen d'une seringue, soit au moyen d'une burette de Mohr, une certaine quantité de solution de collargol à 5 pour 100. On pousse cette injection avec toutes les précautions d'asepsie qui accompagnent habituellement les lavages du bassinet.

L'injection est poussée, lentement, progressivement, sans brusquerie jusqu'au moment où le malade ressent une douleur rénale caractéristique. Il faut alors impressionner immédiatement la plaque radiographique en quelques secondes pendant lesquelles on continue à injecter doucement la solution de collargol pour compenser ce qui se perd ou ce qui reflue dans la vessie.

En un mot, la pyélographie doit se pratiquer avec les mêmes précautions d'asepsie que le cathétérisme des uretères, accompagné de lavages du bassinet. La radiographie vient se superposer à cette opération, sans en changer ni la technique, ni la durée.

Accidents de la pyélographie. — Chez un grand nombre de sujets, la pyélographie n'a pas d'autres conséquences que celles provoquées par les lavages habituels du bassinet. Dernièrement, Blum, Legueu, ont attiré l'attention sur certains accidents consécutifs à ce mode d'examen.

Cliniquement, le malade peut présenter des symptômes douloureux plus ou moins marqués, accompagnés de fièvre. Anatomiquement, le parenchyme rénal se laisse infiltrer plus ou moins par la solution de collargol, comme l'ont montré certaines radiographies ou interventions consécutives. Il arrive même de voir la région périrénale infiltrée de collargol (Legueu).

Personnellement, nous n'avons pas eu l'occasion de constater d'accidents graves à la suite des pyélographies faites au laboratoire de l'hôpital Saint-Joseph. Quelques malades ont présenté de la douleur à un degré variable, sans autres conséquences. Il faut peut-être trouver l'explication du fait dans la rapidité de nos examens. Jamais nous n'avons laissé le collargol sous pression dans le bassinet, plus de 4 à 6 secondes.

Résultats de la pyélographie. — Cette exploration permet d'obtenir l'ombre radiographique d'un moulage liquide intérieur aux voies d'excrétions du système urinaire.

Situation. — L'ombre du bassinet étant très nette par ce procédé, il est possible de fixer par une pyélographie, la position et l'orientation du rein, dont les contours sont invisibles ou incertains par la simple radiographie. On aura donc recours à cette méthode dans le diagnostic des ptoses rénales. Elle permettra aussi de repérer le bassinet et l'uretère, par rapport à des ombres dont la position est douteuse. Ainsi, en présence d'ombres données par des calculs biliaires, une pyélographie permettra de dire que ces ombres ne sont pas d'origine rénale. Pour n'avoir pas utilisé cette méthode, un chirurgien a recherché dans le rein des calculs que nous avions signalés comme d'origine hépatique possible. De même, pour identifier certaines ombres situées sur le trajet de l'uretère lombaire, une injection de collargol dans le bassinet et l'uretère fixera la position de ces conduits excréteurs. Il sera alors facile dė dire si l'ombre douteuse est située à l'intérieur ou à l'extérieur de l'uretère.

En fixant leurs contours, la pyélographie nous renseigne très exactement sur la situation du bassinet et de l'uretère par rapport à la colonne vertébrale, par rapport aux ombres douteuses qu'il importe d'identifier.

Forme, volume. — En même temps que la situation, la pyélographie indique plus que tout autre procédé, la forme et le volume approximatif du bassinet de l'uretère. Dans l'étude des pyélites, des hydro ou pyonéphroses, la pyélographie donne des renseignements des plus intéressants. Elle indique en particulier, la façon dont les voies urinaires supérieures se sont dilatées. A l'examen de la radiographie, on verra de suite si la dilatation porte sur les calices et le bassinet, ou bien seulement sur les calices, ou bien seulement sur le bassinet. On distinguera comment s'est faite cette dilatation. Il suffit de jeter les yeux sur quelques séries de pyélographies pour se rendre compte de la netteté de tous ces détails.

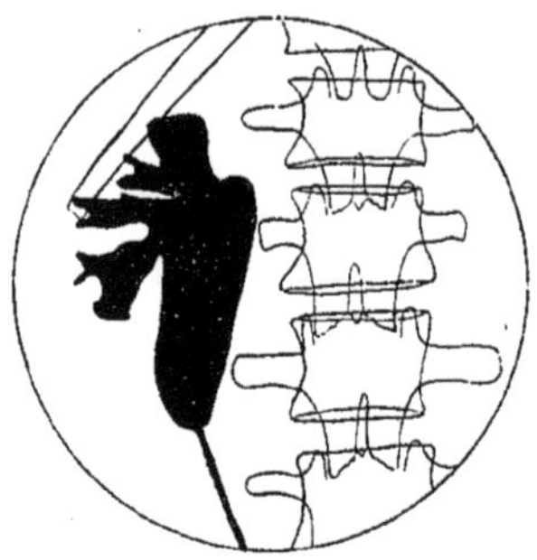
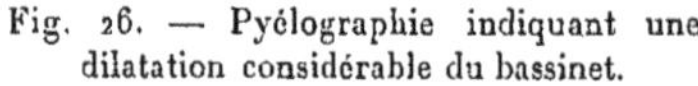
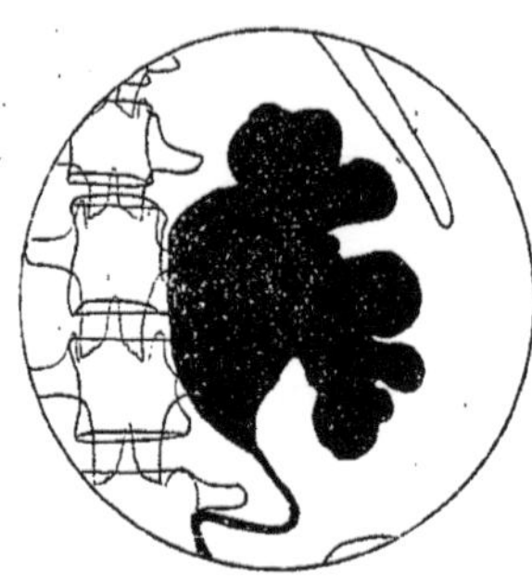

Fig. 26. — Pyélographie indiquant une dilatation considérable du bassinet.

Fig. 27. — Pyélographie indiquant une énorme dilatation des calices et du bassinet.

Dans une certaine étendue, la pyélographie donnera des renseignements sur le degré de dilatation d'un segment urinaire, sur le volume du liquide contenu. Elle complètera les indications fournies par la mesure de la capacité du bassinet. L'ombre radiographique montrera si la dilatation porte sur l'ensemble du rein ou seulement sur le pôle inférieur. Elle indiquera si la poche est cloisonnée ou non. Enfin, certaines déformations de l'ombre feront penser soit à une tuberculose rénale, soit à une tumeur du rein.

Lorsque les circonstances permettront d'étudier certaines anomalies de l'uretère par cette méthode, il sera possible d'obtenir des images parfaitement nettes de ces curieuses malformations. Les dilatations de l'uretère sont des plus visibles.

Orientation. — Une pyélographie bien faite montre admirablement l'orientation du rein, la position du bassinet par rapport au rein, le point d'implantation de l'uretère sur le bassinet. Pour les coudures de l'uretère, aucune autre méthode n'est susceptible de donner des renseignements aussi complets. Si l'on utilise simplement la sonde opaque aux rayons X, celle-ci ne donne aucune indication sur l'état de l'uretère. Elle redresse les courbures et ne montre pas les dilatations, les rétrécissements du calibre de l'uretère.

III. — Radiographie de la vessie.

Chez certains sujets, lorsque la vessie contient une certaine quantité d'urine, 150 à 200 centimètres cubes, le globe vésical donne une ombre parfaitement reconnaissable sur la plaque radiographique. Sans préparation ni artifice, la radiographie vésicale est possible. Mais là, comme pour le bassinet, il faut bien retenir que l'ombre radiographique ne donne qu'une image du moule liquide intérieur à la vessie. La radiographie ne fournit aucune indication sur l'état de la paroi en elle-même, elle montre simplement les modifications de forme et d'orientation de cette paroi. Lorsque l'on veut pousser cette étude, au lieu de compter sur la simple image de la vessie remplie d'urine, il est préférable d'avoir recours à certains artifices, à certaines méthodes indirectes parfaitement étudiées aujourd'hui.

Cystographie. — Pour obtenir une image de la cavité vésicale, il faut remplir cette cavité par un corps plus opaque ou plus transparent que le milieu ambiant, que les tissus voisins.

La première méthode consiste à remplir la cavité vésicale d'un gaz. En général, on utilise de l'oxygène pur en quantité donnée que l'on peut injecter avec un des nombreux appareils inventés pour le pneumothorax artificiel. Il est dangereux d'employer de l'air, en quantité quelconque. La vessie se laisse distendre beaucoup plus facilement par un gaz que par un liquide. Aussi ne faut-il pas attendre l'avertissement du sujet pour arrêter l'injection gazeuse. On risquerait ainsi un accident grave, subit, sans prodromes. Il est arrivé des accidents d'embolie gazeuse entraînant la mort. L'autopsie a confirmé la présence de gaz dans le système circulatoire, l'injection d'air sans autre contrôle que les sensations fournies par le malade est une méthode à rejeter formellement. En injectant un volume d'oxygène équivalent à la capacité vésicale, on ne risque aucun accident.

L'autre méthode consiste à introduire dans la cavité vésicale, un liquide plus opaque aux rayons X que les tissus ambiants. On utilise dans ce but, soit un mélange aqueux de carbonate de bismuth finement pulvérisé, soit une solution de collargol à

10 pour 100. Cette dernière est préférable en raison de son homogénéité permanente. La technique est celle de tous les lavages vésicaux, avec les mêmes précautions d'asepsie.

Résultats. — Soit par la méthode directe, soit par la méthode indirecte, il est possible d'obtenir l'ombre des moulages liquides intérieurs à la vessie. Ces ombres sont limitées par le rayon tangent à la périphérie de la vessie. Le malade étant radiographié dans le décubitus dorsal, le rayon tangent touchera aux bords supérieurs, latéraux et inférieurs de la vessie. Cette image ne donnera aucune notion précise, ni sur la face antérieure, ni sur la face postérieure de la vessie. Il faudrait pour cela une radiographie transversale.

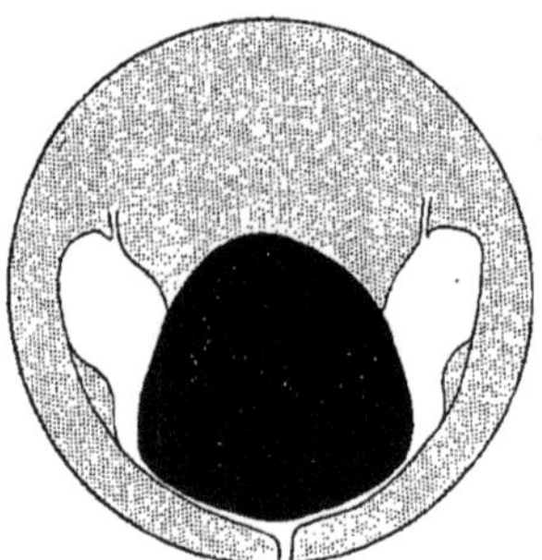

Fig. 28. — Radiographie d'une vessie d'homme.

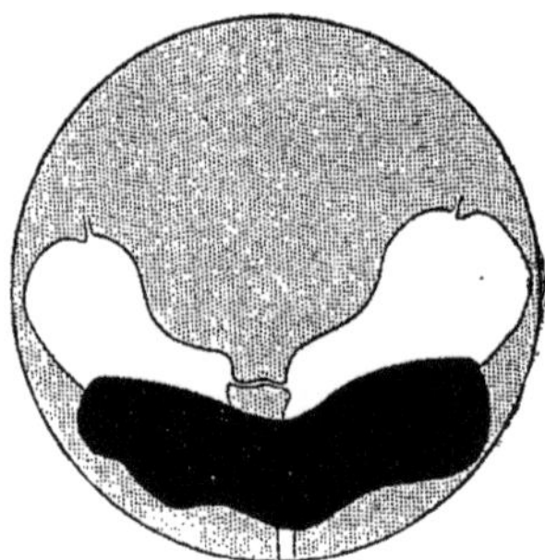

Fig. 29. — Radiographie d'une vessie de femme.

Cette restriction étant posée, la radiographie permettra d'étudier la forme du réservoir urinaire, avec toutes ses modifications suivant l'âge, le sexe, suivant l'état de réplétion. A titre d'exemple nous donnerons simplement deux calques radiographiques d'une vessie d'homme, puis d'une vessie de femme. Parmi les résultats les plus intéressants de l'exploration vésicale par la radiographie, il faut signaler la mise en évidence des diverticules vésicaux, à condition que ceux-ci se trouvent sur le passage du rayon tangent dessinant les contours de la vessie. Un diverticule situé sur la face antérieure ou sur la face postérieure de la vessie peut passer inaperçu sur une radiographie avec incidence antérieure et décubitus dorsal. Pour le mettre en évidence, il faudrait utiliser une incidence transversale, ce qui est difficile ou même impossible en raison du squelette. A titre d'exemple, voir le calque de la radiographie d'un candidat à la prostatectomie. On distingue

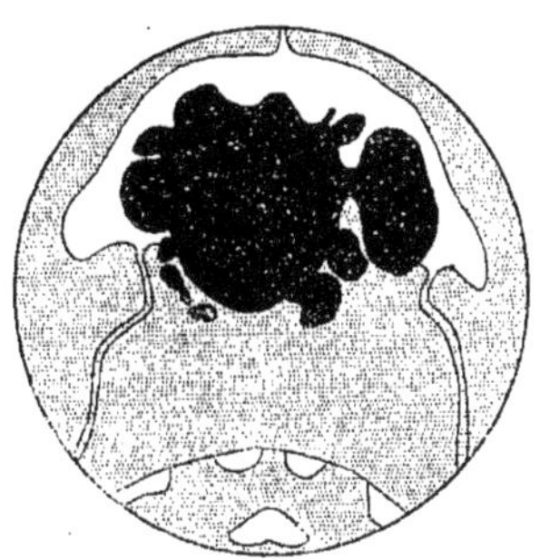

Fig. 3o. — Radiographie d'une vessie avec diverticules et cellules après une injection de 100ᶜᶜ de solution de collargol. Calque très exact.

sur cette épreuve la cavité de la vessie, puis à droite et à gauche des cavités diverticulaires et des petites cellules. La connaissance de toutes ces irrégularités peut expliquer pourquoi certaines vessies se désinfectent mal. Au point de vue pronostic, l'examen radiographique peut donner des indications particulièrement intéressantes. Après la prostatectomie, l'exploration radiographique permet d'étudier la loge prostatique et ses modifications successives.

De même que la radiographie montre ces diverticules, c'est-à-dire ces augmentations de la cavité vésicale, de même elle pourra mettre en évidence les diminutions de cette même cavité. Supposons une tumeur vésicale développée sur le bord de la vessie, touchée par le faisceau tangent des rayons X, celui-ci contournera la tumeur et la dessinera sur la plaque. Le collargol donnera un moule en creux de la tumeur développée à l'intérieur de la vessie. On obtient quelquefois des images superbes, principalement dans le cas de tumeurs pédiculées sur un des bords latéraux de la vessie. Il est facile de comprendre qu'une tumeur de la paroi antérieure ou postérieure donnera une image infiniment moins nette. Celle-ci consistera simplement en une différence d'opacité du collargol, c'est-à-dire en une inégalité de l'ombre, l'interprétation d'un tel résultat est des plus délicate. Une cause quelconque, des gaz intestinaux peuvent produire une ombre semblable.

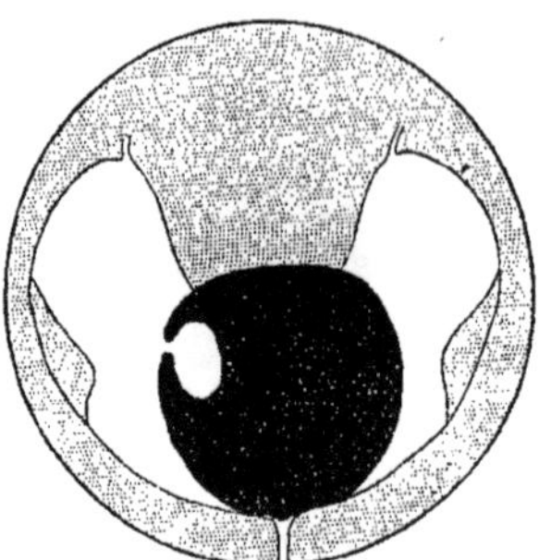

Fig. 31. — Vessie avec tumeur implantée sur la paroi latérale après injection de 100ᶜᶜ de collargol (schématique).

En résumé, la radiographie fournira des renseignements de premier ordre sur la morphologie de la cavité vésicale. Aucune autre méthode n'est susceptible de les remplacer.

CHAPITRE VII

RADIOGRAPHIE DES CALCULS URINAIRES

Si l'on parcourt la plupart des ouvrages récents, au chapitre
du radiodiagnostic des calculs urinaires, on constate qu'il est
presque toujours question de la « tache » produite par le calcul
sur la plaque. Il semble que ce terme est particulièrement mal
choisi. Tache signifie, en langage vulgaire, une coloration anormale produite par une cause accidentelle. Ce mot tache nous
semble, de par sa définition, devoir être réservé aux altérations
accidentelles de la plaque sensible : traces de doigts, manques
dans la gélatine, taches du développateur, etc. Quant à l'image
formée par un calcul sur la plaque sensible, nous ne voyons
qu'un terme à employer : ombre portée du calcul, *ombre du
calcul*. Cette appellation implique en elle-même le mode de formation de l'image, elle évoque toutes les corrections nécessaires
pour l'appréciation du calcul qui a donné naissance à cette ombre.
Au chapitre de la technique, nous avons étudié les lois de formation des images radiographiques, pour compléter cette étude,
il faut préciser les cas particuliers qui se rapportent spécialement aux calculs urinaires.

1° *Conditions de visibilité des calculs urinaires.* — La
visibilité des calculs urinaires sur le vivant est sous la dépendance d'un certain nombre de facteurs. Parmi ceux-ci, il faut
mettre en première ligne leur opacité aux rayons X. A ce pro-
pos, il est juste de rappeler que ces calculs sont situés au milieu
des tissus mous. Lorsqu'on recherche un calcul urinaire, on le
radiographie avec toute l'épaisseur des tissus que rencontre le

faisceau de rayons X allant impressionner la plaque. Il faut donc que ce calcul soit susceptible de modifier d'une façon notable l'opacité aux rayons X de toute cette épaisseur. C'est grâce à *cette différence d'opacité totale* que le calcul se révèle sur la plaque radiographique.

Certains calculs et ce sont les plus nombreux augmentent l'opacité de cette masse de tissus. Ils donnent alors une *ombre portée claire.*

D'autres calculs présentent une opacité sensiblement égale aux tissus ambiants. Ils n'augmentent ni ne diminuent l'opacité de la masse de tissus interposés. Ils ne donnent aucune ombre portée visible car l'ombre qu'ils portent est égale à celle des tissus ambiants. Or, seules les différences en radiographie donnent naissance aux images, aux ombres portées reconnaissables. Ces calculs ne sont donc pas reconnaissables par la radiographie.

Enfin, il n'est pas interdit d'imaginer un calcul plus transparent que les tissus ambiants, augmentant par conséquent la transparence aux rayons X de toute la masse de tissus interposés. Dans ce cas encore, le calcul donnera une image visible, reconnaissable, car il existe une différence d'opacité entre la région occupée par le calcul et les tissus circonvoisins. Ces calculs plus transparents donnent *une ombre portée sombre.*

L'opacité de ces calculs est déterminée : 1° par la nature des corps simples constituant le calcul ; 2° par la structure du calcul ; 3° par ses dimensions. Nous rappelons ici la loi générale formulée par Benoist : l'opacité spécifique des corps simples mesurée dans des conditions bien définies est une fonction déterminée et généralement croissante de leur poids atomique.

a) Composition des calculs urinaires. — Si l'on veut étudier l'opacité de tel calcul urinaire il faut connaître sa composition chimique et appliquer la loi de Benoist à chaque élément constituant. L'opacité totale du calcul est égale à la résultante que donnent les opacités de chacun des corps simples formant le calcul.

En se basant sur ces données, il est facile de dresser une liste des calculs urinaires par ordre d'opacité croissante. Béclère, Maingot, Castex se sont occupés spécialement de ces questions.

Sans entrer dans de multiples détails voici comment se résume la question.

1° *Calculs d'acide urique pur,* $C^5O^3Az^4H^4$. — Cette variété assez fréquente présente une composition chimique semblable à celle des tissus mous. Son opacité aux rayons X est donc voisine de celle des tissus mous. Théoriquement ces calculs doivent rester invisibles à la radiographie, nous verrons ultérieurement comment ils se comportent en pratique au niveau du rein, de l'uretère, de la vessie.

2° *Calculs d'urates.* — Ces calculs sont variables comme composition. On trouve des urates d'ammoniaque de chaux, de soude, de potasse. Les calculs d'urate d'ammoniaque ont une opacité sensiblement égale à celle des tissus mous. Par contre les calculs d'urate de chaux, de soude, de potasse sont nettement plus opaques par leurs atomes de calcium, de sodium, de magnésium. Ces derniers calculs donnent une ombre manifestement visible.

3° *Calculs d'oxalate.* — Généralement on trouve des calculs d'oxalate de chaux qui par leurs atomes de chaux donnent une ombre bien visible.

4° *Calculs de phosphate.* — Ces calculs se présentent sous forme de calculs de phosphate de chaux, de phosphate de magnésie, de phosphates ammoniaco-magnésiens. Ils donnent des ombres bien visibles.

5ᵉ *Calculs de carbonate.* — Ce sont des calculs de carbonate de chaux et de magnésie, les plus répandus sont les carbonates de chaux parfaitement visibles par leurs atomes de chaux.

A côté de ces calculs qui sont les plus répandus, il en existe d'autres plus rares composés de : cystine, xanthine, magnésie, soufre, etc. Leur opacité est en rapport avec leur composition chimique.

En pratique, il est rare de trouver des calculs composés d'une seule substance chimiquement définie. Généralement la composition des calculs urinaires est complexe. A titre d'indications précises voici la statistique publiée en collaboration avec Rafin à la suite de 48 interventions rénales.

16 malades aseptiques ont donné :

Calcul acide urique pur. 1
— urate.. 0
— — et un peu d'oxalate de calcium. 1
— oxalate de calcium pur. 6
— — et un peu d'urate. 1
— — et carbonate de calcium. 1
— — et phosphate de calcium. 5
— carbonate de calcium et traces de phosphate. . . 1

32 malades infectés ont donnés :

Calcul oxalate de chaux pur. 3
— — , urate, traces de phosphate.. 1
— — de chaux prédominant et phosphate. . . 6
— — et phosphate de calcium en quantités égales. 4
— phosphate de chaux prédominant et oxalate. . . 7
— oxalate, phosphate et carbonate de chaux tribasique. 1
— oxalate, carbonate et phosphate à l'état de traces. 1
— phosphate de chaux. 1
— — et carbonate en parties égales. . . . 1
— — de chaux et traces de carbonate de chaux. 1
— — tribasique de chaux prédominant et
phosphate amoniaco-magnésien. 1
— deux non analysés. 2

A cette statistique je puis ajouter comme observations person-
nelles portant sur des malades radiographiés et opérés ou ayant
expulsé leurs calculs :

Calculs acide urique pur et oxalate de calcium. . . . 2
— — et urate de calcium. 2
— — 5

Si l'on faisait une statistique de tous les calculs expulsés spontanément par une centaine de malades on trouverait une très
forte majorité de calculs d'acide urique pur. Il nous est impossible de donner une statistique précise en l'absence d'examen
chimique. Mais examinés aux rayons X, ce qui constitue en réalité
un véritable examen physique, ces calculs expulsés spontanément renferment une majorité notable de calculs d'acide urique
pur. Parmi les 48 malades opérés par Rafin, quatre seulement
ont expulsé des calculs.

En résumé, les calculs urinaires sont généralement composés
de plusieurs substances chimiquement définies, leur opacité est
en relation avec cette composition. Les calculs d'acide urique
pur et d'urate d'ammoniaque ont une opacité sensiblement égale
à celle des parties molles, ces calculs sont donc les plus délicats
à diagnostiquer par l'examen radiographique. Souvent même
leur diagnostic est impossible.

b) Structure des calculs urinaires. — Sans vouloir faire une
étude de toute cette question, nous indiquerons simplement les

points particuliers intéressant le radiographe. Un calcul urinaire peut avoir une structure homogène, les divers corps constituants sont intimement mêlés. Dans ce cas l'ombre du calcul est uniforme. Certains calculs sont cristallisés à grands cristaux, d'autres paraissent amorphes et à structure plus dense. Sur la radiographie ces deux aspects sont souvent reconnaissables. Le calcul cristallisé donne une ombre irrégulière, caractéristique de la cristallisation (Pl. 1). Le calcul amorphe donne une ombre plus régulière (Pl. 1).

Il arrive aussi que la structure du calcul n'est pas homogène et à la radiographie on distingue la série des couches constituantes. Quelquefois cet aspect est des plus marqué (voir Pl. 1). La partie plus opaque peut être centrale ou périphérique. Ainsi le calcul 1 présentant un noyau central d'acide urique pendant un certain temps a dû être invisible à la radiographie sur le vivant. Les calculs 2, 3, sur la plaque radiographique, ont paru plus petits qu'ils n'étaient car seule l'ombre de la partie centrale était visible. En 4, on trouve l'exemple d'un calcul totalement visible sur le vivant, mais à noyau plus opaque.

A un autre point de vue, un calcul peut être très compact, très dur, à éléments très serrés les uns contre les autres. Sous le même volume, un autre calcul peut être beaucoup moins compact, contenir un nombre moindre d'atomes. Le premier donnera une ombre plus marquée que le second. On trouve certains calculs véritablement creusés de vacuoles, qui paraissent « soufflés ». Ces connaissances indiquent quelles variétés d'ombres peuvent donner les calculs urinaires !

c) *Dimensions du calcul.* — La taille du calcul et en particulier son épaisseur joue un rôle important au point de vue de sa visibilité par la radiographie. Plus un calcul est volumineux, plus il est facilement visible aux rayons X. Avec une bonne technique, dans un rein parfaitement immobile, il nous est arrivé de diagnostiquer des calculs dont le poids ne dépassait pas o gr. o25. Ces minuscules calculs disparaissent complètement à l'exploration radiographique si le rein n'est pas parfaitement immobile pendant le temps de pose. Comme nous l'avons exprimé précédemment, nous redirons ici que, pour montrer tous les calculs visibles par la radiographie, il est indispensable de s'assurer de l'immobilité du rein et des calculs pendant le temps de pose. Si

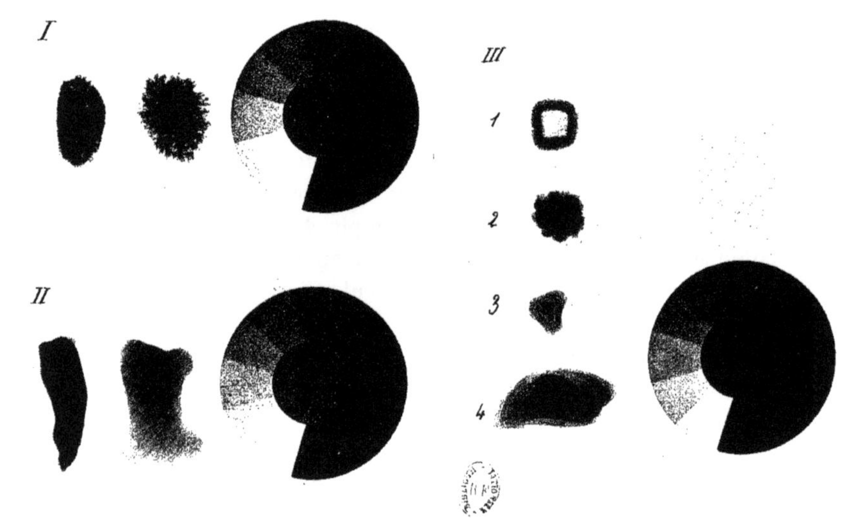

Radiographies de divers calculs du rein. — I. Calcul à structure cristalline. — II. Calcul à structure amorphe, compacte, homogène. — III. Calculs présentant des couches d'inégales opacités. — 1. Noyau transparent (acide urique), périphérie plus opaque (oxalate). — 2-3. Périphérie transparente (acide urique), noyau opaque (oxalate de calcium). — 4. Calcul composé d'oxalate et phosphate de calcium à noyau plus opaque.

cette immobilité n'est pas possible pendant un temps long, il est indispensable de réduire le temps de pose dans les limites nécessaires. Un examen radiographique n'est valable qu'à cette condition.

En terminant nous ajouterons que la visibilité du calcul est encore sous la dépendance de l'épaisseur du sujet. Plus le sujet est épais, plus les images radiographiques sont floues, plus le sujet est mince, plus les épreuves sont nettes. Les petits calculs sont donc d'autant plus visibles que le sujet est plus mince.

2° *Evaluation des calculs urinaires d'après leurs ombres radiographiques.* — L'ombre radiographique, d'une façon générale l'ombre portée d'un corps, ne donne aucune notion de l'épaisseur de ce corps s'il s'agit d'un corps quelconque. Nogier, s'appuyant sur l'examen d'objets modèles en terre glaise, a démontré cette évidence que personne ne conteste. Cet auteur oublie cependant que les calculs urinaires sont loin d'être comparables aux produits de l'imagination d'un modeleur de terre glaise. Cathelin, en effet, depuis longtemps a montré que les calculs se moulent sur les segments qu'ils occupent. Le même auteur revenant sur la question dit : « les taches (ombres portées des calculs) sont en rapport avec le calcul, ce qui m'amène à donner ce que j'appelle le schéma morphologique segmentaire de la calculose urinaire. » Imprégné de ces notions, dès 1907 nous avons soutenu que l'ombre radiographique permettait d'établir approximativement la forme, les dimensions, le poids, le volume, l'emplacement d'un calcul. Sauf de rares exceptions, en tenant compte de toutes les causes d'erreurs, on peut dire *ombres semblables, calculs semblables.* Cette méthode n'a rien de mathématique comme certains auteurs ont bien voulu le dire. Basée sur des analogies et des ressemblances, elle n'aura que la valeur de ces procédés de raisonnement. Ces approximations sont suffisantes pour orienter et guider le chirurgien. C'est ce qui ressort de cette phrase de Marion : « Du reste, la radiographie, lorsque les calculs sont de ceux qui peuvent être décelés par elle, nous apporte un appoint très précieux en nous indiquant avant l'intervention, le nombre, la forme, le volume des calculs que l'on doit extraire. »

Lorsque nous examinons un objet, nous l'examinons de face et de profil. Lorsque nous voulons des photographies nous donnant les caractéristiques d'un individu, nous les faisons de face et de profil. Pour les calculs urinaires, lorsque nous les tenons en main, nous procédons de même, nous les examinons de face et de profil. A la radiographie malheureusement, *la présentation* du calcul ne se fait pas dans des conditions aussi bien réglées. Le rein normal n'est pas parallèle à la plaque sensible, mais incliné de dehors en dedans, d'avant en arrière. Le rein pathologique peut subir des déplacements quelconques dans son orientation.

Il en est de même pour les calculs situés à l'intérieur d'un rein non distendu. Mais en règle générale, les calculs urinaires se présentent à la radiographie sensiblement sous leur plus grande face ; leur plan de symétrie (très approximatif !) est sensiblement parallèle au plan de projection. Ils occupent cette position, par suite de la compression exercée sur la paroi abdominale. Le sujet s'incline du côté examiné et ramène ainsi son rein dans un plan plus ou moins parallèle à la plaque sensible.

Ces données ne sont que très approximatives, en comparant les calculs à leurs radiographies faites sur le vivant, nous avons pu nous rendre compte que très souvent, le rein et les calculs donnaient l'ombre de leurs plus grandes dimensions. Mais il arrive aussi quelquefois, que le rein conserve une position oblique ou même perpendiculaire par rapport au plan de projection. Il est donc impossible sur le vivant, d'après une radiographie, de déterminer les dimensions exactes d'un calcul. Contentons-nous d'évaluations approximatives. Si nous voulons augmenter la précision de ces évaluations, nous pouvons examiner plusieurs fois le sujet, soit avec les mêmes incidences, soit avec des incidences variées. Nous pouvons ainsi constater que certains calculs sont fixes dans le rein et se présentent toujours de la même manière, d'autres sont mobiles et se laissent étudier sous diverses incidences. Il arrive même que certains calculs du rein se présentent de face et de profil.

Calculs fixes. — Quelque soit le nombre d'épreuves faites, l'ombre du calcul reste semblable dans toutes les radiographies, avec les mêmes dimensions, la même forme. Cet examen ne donne par lui-même aucune indication sur l'épaisseur du calcul. Mais nous pouvons déduire celle-ci approximativement, par comparai son avec d'autres cas semblables déjà étudiés et bien connus.

Cette évaluation est permise, car les calculs urinaires se développent dans des conditions, dans des moules semblables. Voici

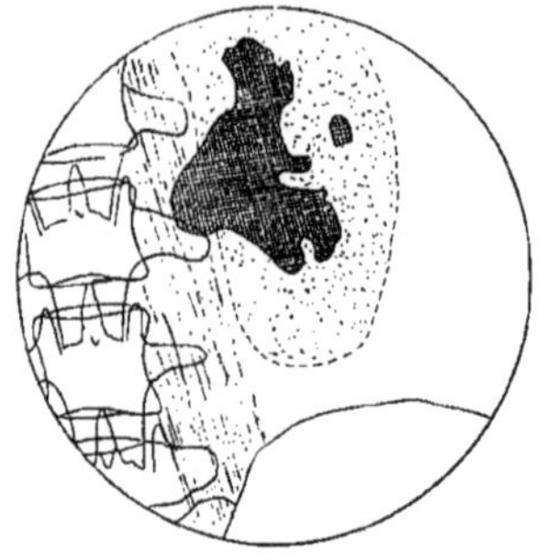

Fig. 32. — Radiographie du rein droit de Mme L., opérée par Rafin, le 11 juin 1909.

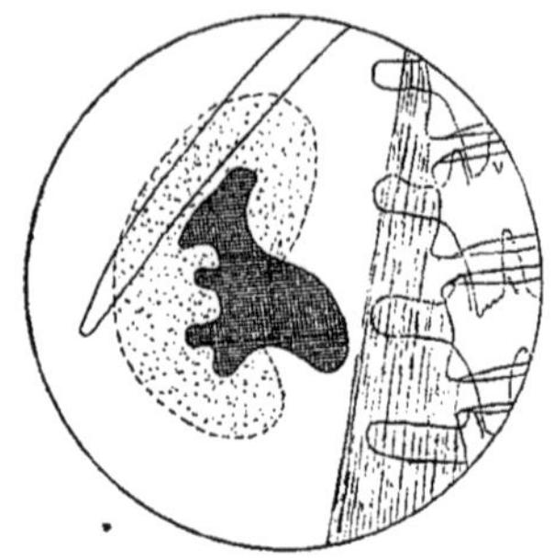

Fig. 33. — Radiographie du rein gauche de l'Abbé P., opéré par Rafin, le 30 juillet 1909.

le calque très exact de deux radiographies de calculs du rein,

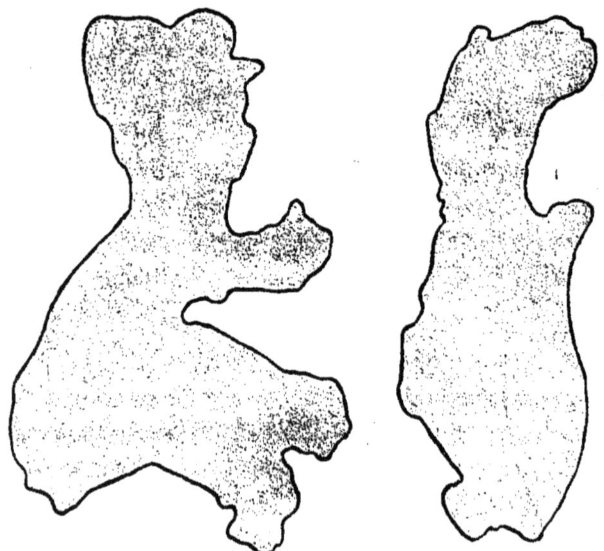

Fig. 34. — Radiographie de face et de profil du calcul répondant au calque radiographique. Fig. 32.

volumineux, ramifiés. Ces calculs sont fixes dans le rein et donnent sur plusieurs radiographies des ombres pareilles, il ne faut

donc pas chercher à les radiographier sous plusieurs incidences.
Nous pouvons, la première ayant été suivie d'intervention, évaluer approximativement les caractéristiques du second calcul en
nous basant sur le premier cas parfaitement connu.

Voici tout d'abord le calque de ces deux radiographies. On est
frappé de la grande ressemblance des ombres de ces deux calculs.
Ayant en main la radiographie et le calcul répondant à la
figure 32 n'est-il donc pas possible d'évaluer approximativement le calcul répondant à la figure 33 non encore opéré. Au
lieu et place de toute discussion théorique, plaçons sous les yeux
du lecteur les radiographies de face et de profil de l'un et l'autre
de ces calculs.

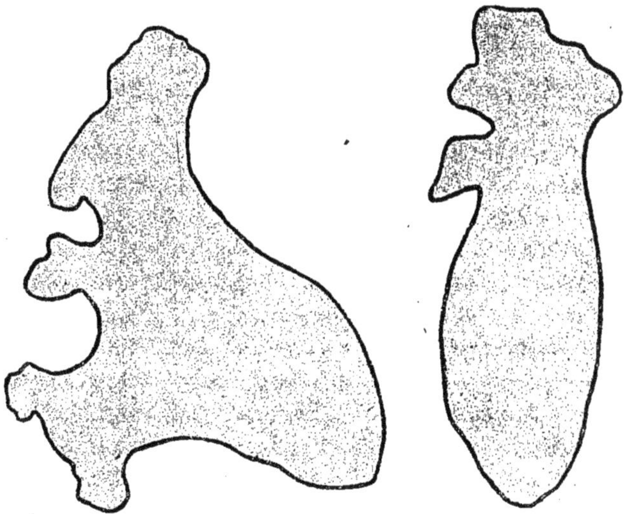

Fig. 35. — Radiographie de face et de profil du calcul répondant au calque radiographique.
Fig. 33.

On peut se rendre compte de la très grande analogie de forme
de ces deux calculs, le maximum d'épaisseur répond sensiblement au même endroit de l'un et de l'autre, au niveau du bassi
net. En comparant d'autre part la valeur des ombres radiographiques, on constate que l'un de ces calculs donne une ombre
très claire, parfaitement visible, parce que très opaque aux
rayons X, l'autre de ces calculs donne une ombre à peine diffé-
renciée des tissus mous, parce que moins opaque aux rayons X.

On pouvait donc, d'après la valeur des ombres, conclure à une différence de composition chimique de ces calculs. L'analyse a confirmé ces données radiographiques en indiquant que l'un est constitué d'oxalate et de phosphate de chaux par parties égales, que l'autre est composé d'acide urique pur. Aux notions de forme, de dimensions, de volume et de poids que donne une radiographie bien faite, il faut ajouter celle de la composition du calcul. Il est vrai que la faible opacité du calcul peut tenir à sa faible épaisseur, mais lorsqu'on se trouve en présence d'une ombre très étendue, il faut rejeter cette raison et penser à une composition chimique moins opaque.

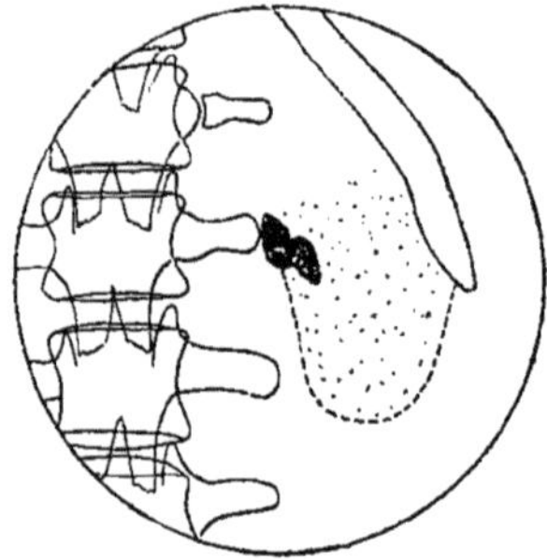 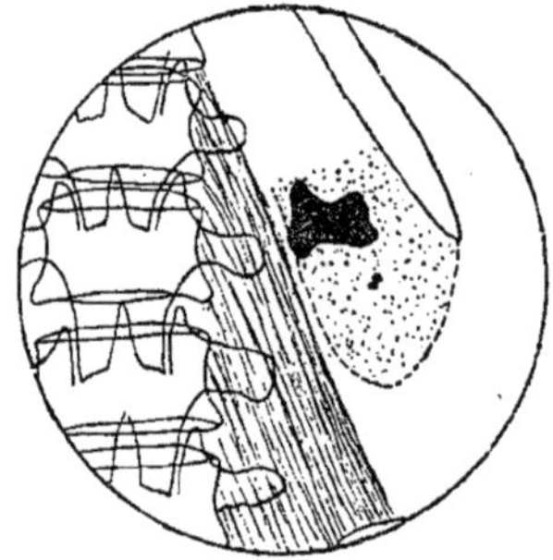

Fig. 36. — Radiographie du rein droit de M. X., opéré par Rafin, le 5 novembre 1907.

Fig. 37. — Radiographie du rein droit de M. X., opéré par Rafin, le 4 juin 1910.

Au lieu de comparer ces beaux calculs, prenons l'exemple de deux calculs moyens développés dans le bassinet. Voici tout d'abord les calques des radiographies obtenues sur le vivant. L'une a été faite avec un long temps de pose, la forme de l'ombre ne rend qu'approximativement la forme du calcul en raison des déplacements pendant l'impression de la plaque. L'autre a été pratiquée en période d'apnée. L'ombre a des contours parfaitement nets, reproduisant ceux du calcul opéré et vu sous la même présentation. Malgré les différences de technique qui ont présidé à ces deux examens, les ombres radiographiques ont une très grande ressemblance, soit comme forme, soit comme valeur d'ombre.

Ces calculs enlevés par pyélotomie et radiographie de face et de profil donnent des ombres singulièrement semblables : même forme générale, même épaisseur.

Arcelin. — L'exploration radiologique.   7

Il nous serait possible de donner encore de nombreux exemples de ces relations d'ombre à calcul, en prenant les divers

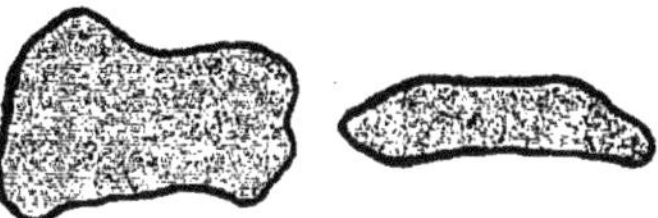

Fig. 38. — Radiographie de face et de profil du calcul répondant à la radiographie, fig. 36.

types de notre collection. Ils n'ajouteraient rien de plus à la démonstration. Un radiographe connaissant la morphologie des

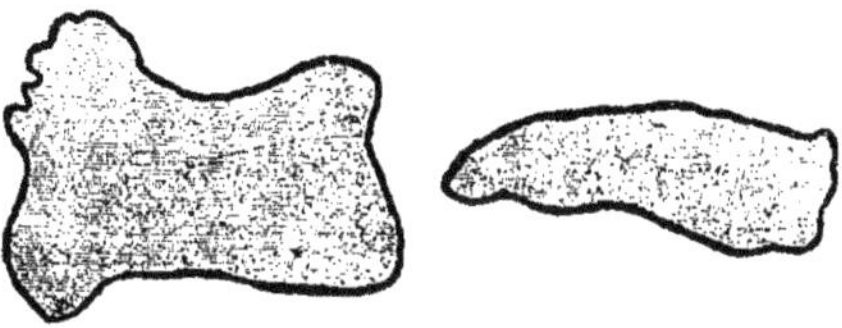

Fig. 39. — Radiographie de face et de profil du calcul répondant à la radiographie fig. 37.

calculs urinaires peut en estimer approximativement la forme, la dimension, le poids, le volume, et cela d'après l'ombre radiographique d'une seule présentation du calcul.

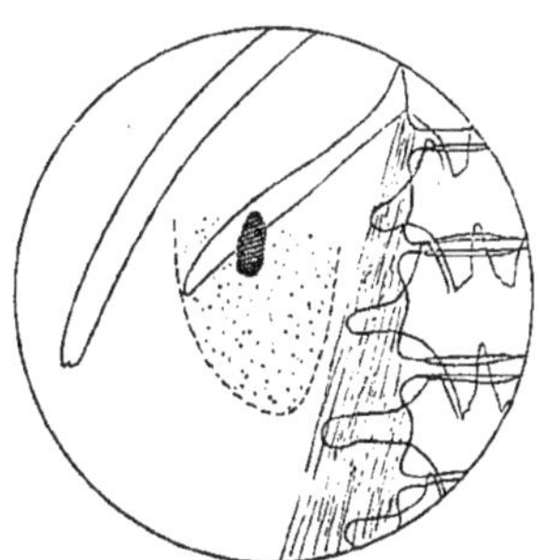

Fig. 40. — Radiographie de M. F., opéré par Rafin.

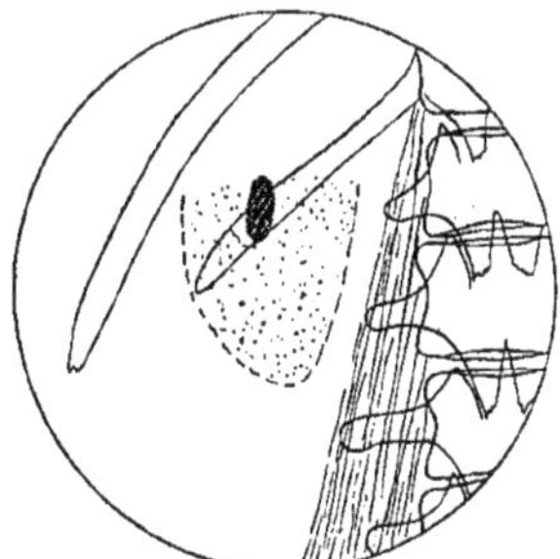

Fig. 41. — Autre radiographie du même sujet.

Ajoutons cependant que tous calculs ne se présentent pas sous leurs plus grandes dimensions, comme les précédents. Certains calculs fixes par suite d'une position anormale du rein peuvent se montrer par leur tranche. Voici l'exemple d'un calcul qui sur plusieurs épreuves s'est montré de profil (fig. 40, 41).

Une telle présentation est un véritable piège tendu au radiographe. Rien dans les radiographies n'annonçait un beau calcul plat, triangulaire (fig. 42). Seule l'opacité très grande de ce calcul pouvait faire songer à un calcul se présentant par la tranche et dont les plus grandes dimensions étaient perpendiculaires à la plaque, au plan de projection.

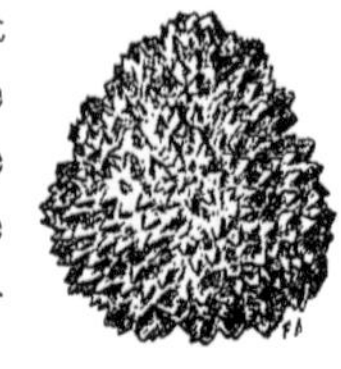

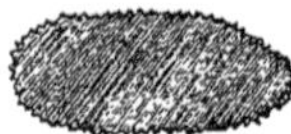

Fig. 42. Calcul, face et coupe.

Lorsque le calcul se développe dans un rein profondément altéré par un processus pathologique, cancer, tuberculose, etc., il est possible que les modifications apportées soit au rein, soit aux conduits excréteurs donnent naissance à un calcul de forme anormale. Nous trouvons ici une confirmation de la loi exprimée par Cathelin.

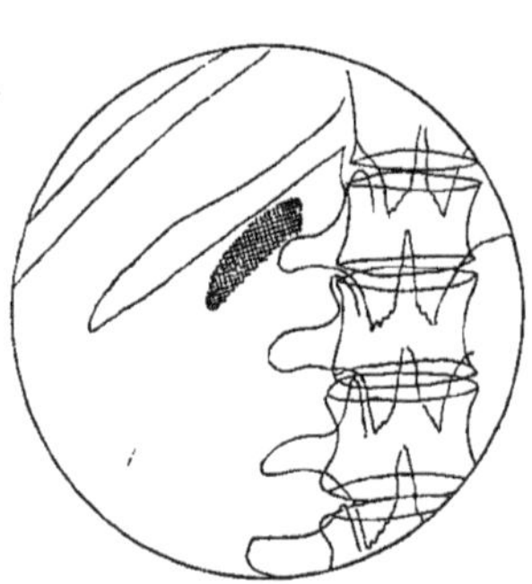

Fig. 43. — Calque de la radiographie de M. G., opéré par Rafin.

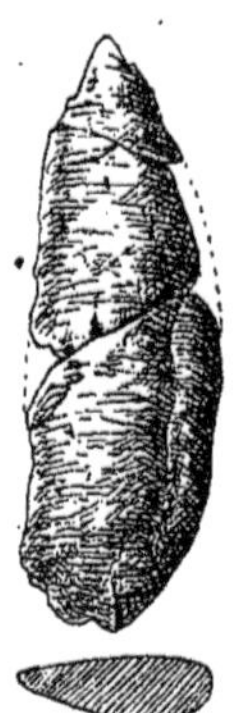

Fig. 44. — Calcul, face et coupe.

Voici le calque (fig. 43) radiographique d'un rein cancéreux contenant un calcul. L'ombre très allongée est unique dans notre collection de radiographies. Le calcul mince, allongé, est plat comme une lame de couteau. Il répond très exactement à l'ombre radiographique. La production d'un semblable calcul dans un rein uniquement lithiasique paraît peu vraisemblable. Mais on comprend très bien au contraire le développement de ce calcul dans un de ces reins cancéreux durs, ligneux, tendant plutôt à resserrer les voies d'excrétions qu'à leur permettre de se dilater. En voyant ce calcul, on a l'impression qu'il n'a pu se développer qu'en longueur, étant serré entre les deux faces du bassinet.

Calculs mobiles. — Chez d'autres sujets, en pratiquant des radiographies successives à plusieurs jours ou à plusieurs semaines d'intervalle, il arrive que les ombres portées montrent

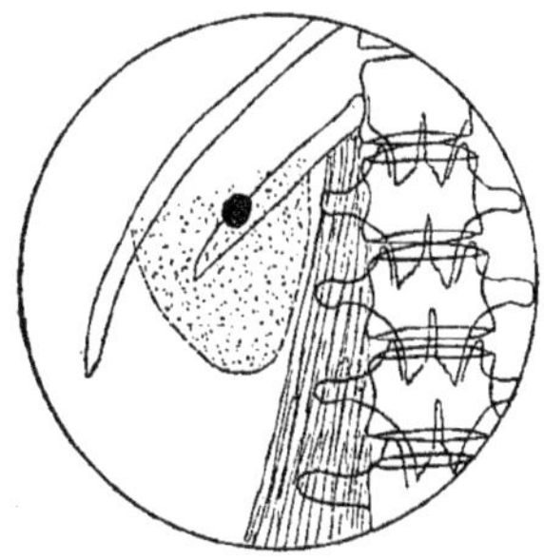
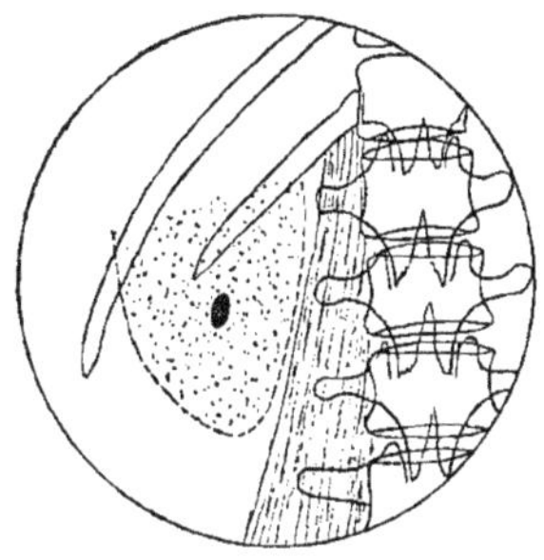

Fig. 45. — Radiographie de Mme M., opérée par Rafin, ombre du calcul de profil.

Fig. 46. — Autre radiographie faite deux mois plus tard, ombre du calcul de face.

le calcul de face et de profil. Cette heureuse circonstance se produit lorsque le calcul n'est pas adhérent et nage plus ou moins dans un bassinet distendu. Les deux calques radiographiques, figure 45 et figure 46, montrent un calcul ainsi radiographié à deux mois de distance. La première épreuve montre le calcul

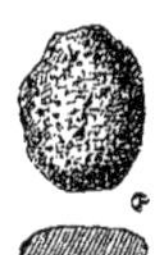

Fig. 47. — Radiographie face et profil du calcul opéré.

donnant une ombre suivant un profil. La seconde épreuve montre ce même calcul donnant une ombre de face. L'évaluation de ce calcul d'après ses ombres devient un travail des plus simples. Dans ces conditions, les incertitudes qui peuvent exister pour évaluer un calcul se montrant sous une seule face disparaissent. En tenant compte des distances, de l'orientation du calcul, il est possible de calculer très exactement les dimensions face et profil de ce calcul. Il nous semble inutile d'insister davantage sur les possibilités d'évaluation de calculs ainsi reconnus.

Au niveau de l'uretère, les mêmes remarques s'appliquent pour l'évaluation des calculs. Cependant, MM. Pasteau et Belot viennent de nous donner un moyen d'évaluer plus exactement les dimensions d'un calcul. En introduisant une sonde, graduée de centimètres en centimètres, dont la graduation est visible à la radiographie, il est possible de porter à côté du calcul même une mesure de comparaison.

Dans la vessie, généralement les calculs se présentent sous leur plus grande dimension, exception faite pour les calculs enchatonnés, pour les calculs diverticulaires. L'épaisseur de ces calculs est des plus variable, difficile, sinon impossible à évaluer. On trouve en effet dans la vessie des calculs ovoïdes, arrondis, plus ou moins épais. Certains de ces calculs n'ont que quelques millimètres d'épaisseur ; d'autres, présentant les mêmes ombres radiographiques, sont presque sphériques.

Les calculs de la prostate sont généralement arrondis, de faibles dimensions, facilement appréciables. Il en est de même pour les calculs de l'urètre que le radiographe a rarement l'occasion de diagnostiquer.

II. — Calculs du rein.

L'exploration radiographique des reins étant pratiquée avec toutes les précautions indiquées, voyons les indications que cet examen donne au point de vue lithiase. Le cliché regardé en bonne lumière peut ne montrer que les ombres d'organes normaux, ou bien il indique la présence d'ombres susceptibles d'être rapportées à la présence de calculs rénaux. Nous avons à étudier méthodiquement ces résultats.

1° *Résultats négatifs.* — Il est possible qu'une excellente radiographie rénale ne montre aucune ombre surajoutée à celles que présente une région rénale chez un sujet sain, bien constitué. Un pareil résultat permet au radiographe de formuler le diagnostic suivant : *à la radiographie, aucune ombre visible, susceptible d'être attribuée à un calcul rénal.* Nous formulerons ainsi notre diagnostic, parce qu'il peut exister au niveau du rein, certains calculs invisibles à la radiographie. Il ne nous est donc pas permis de dire qu'il n'existe pas de calcul. En l'absence d'une certitude radiographique, il faut laisser à la clinique tous ses droits. C'est à elle qu'il incombe de dépister ces calculs, présentant aux rayons X une opacité sensiblement égale à celle des tissus mous.

Pratiquement, ces calculs invisibles à la radiographie au niveau du rein paraissent relativement peu fréquents. Tout au moins, il est rare qu'ils nécessitent une intervention. De mai 1906 à mai 1913, chez nos 86 malades suivis méthodiquement, nous n'avons que deux sujets chez lesquels la radiographie n'ait pas montré les calculs recherchés au niveau du rein. Chez l'un, il s'agissait d'une volumineuse pyonéphrose. Il avait été interdit de faire la moindre compression. La radiographie ne montre aucune ombre susceptible d'être rapportée à un calcul, mais l'intervention fait découvrir un calcul d'oxalate et phosphate de chaux pesant plusieurs grammes. Ce calcul a passé inaperçu, parce que l'immobilisation du rein n'avait pas été effectuée pendant le temps de pose. Pour d'autres malades atteints d'une affection semblable, la radiographie a pu mettre en évidence des calculs plus petits et de même composition chimique. Ce diagnostic négatif n'est dû, à notre avis, qu'au manque d'immobilisation du rein pendant l'impression de la plaque.

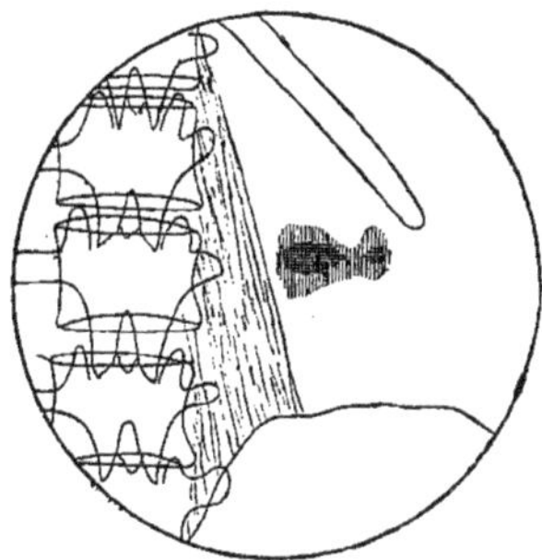

Fig. 48. — Calque de la radiographie faite sur le vivant (rein mobile pendant le temps de pose).

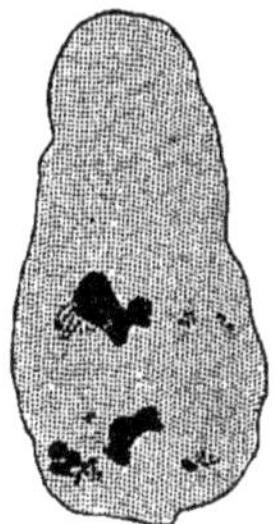

Fig. 49. — Calque de la radiographie du rein après néphrectomie (Rafin).

Chez d'autres sujets, il nous est arrivé pour la même raison, de faire des diagnostics incomplets. La radiographie nous montrait un ou deux volumineux calculs, alors que l'opération faisait trouver ces gros calculs puis toute une série de plus petits. Voici, à titre documentaire (fig 48), le calque d'une radiographie faite sur le vivant. Cette épreuve montre un volumineux calcul du bassinet, à contours très peu nets. La radiographie du rein, enlevé par néphrectomie, montre toute une série de calculs, que la radiographie sur le vivant n'avait pas mis en évidence (fig. 49).

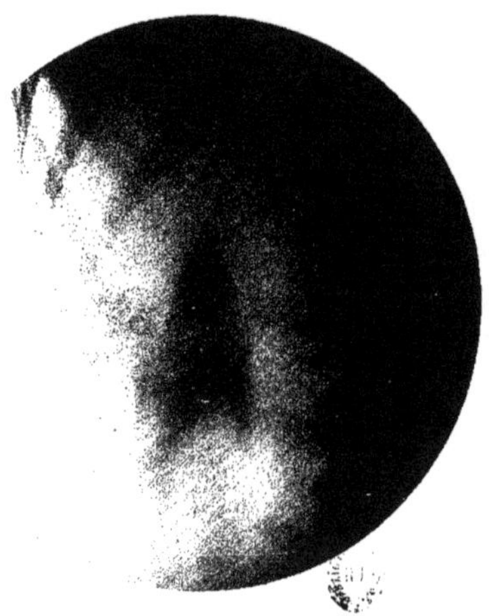

FIG. 1. — Radiographie du rein gauche de Mme B. 12' de pose pendant lesquelles le rein s'est déplacé. Seul le gros calcul du bassinet donne une ombre visible.

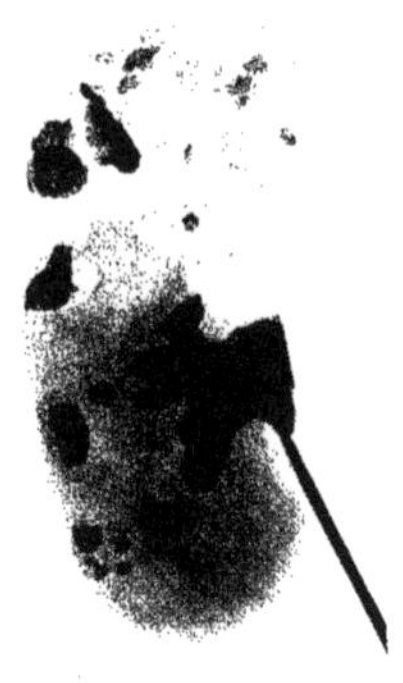

FIG. 2. — Radiographie du même rein après autopsie. Cette épreuve montre toute une série de calculs passés inaperçus sur l'épreuve in vivo par suite de la mobilité rénale.

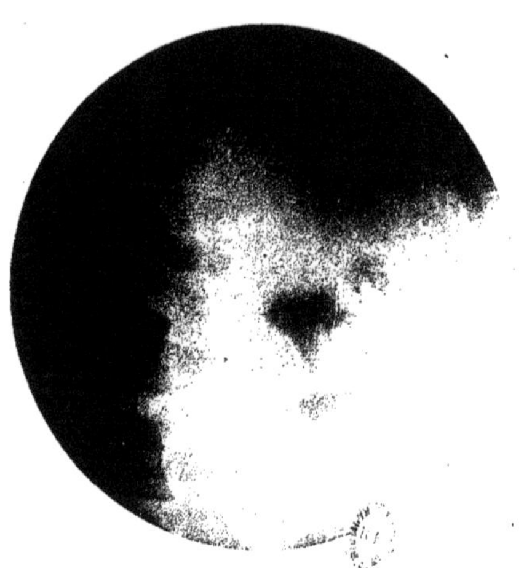

Fig. 1. — Radiographie du rein gauche de M. Z. Écran renforçateur et pose courte. Immobilité du rein, des calculs, pendant l'impression de la plaque. Tous les calculs sont visibles.

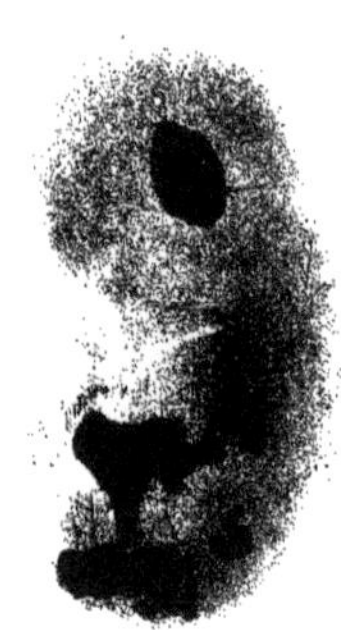

Fig. 2. — Radiographie du même rein après autopsie. Cette épreuve montre que tous les calculs ont été diagnostiqués sur le vivant.

Ces lacunes du diagnostic radiographique tiennent essentiellement au déplacement du rein pendant le temps de pose. Voici par contre, l'exemple d'un rein contenant de multiples calculs et radiographié en une fraction de seconde (fig. 5o). Cet examen indique la présence d'une série de calculs. A l'intervention, chacun des calculs est identifié avec son ombre radiographique. L'autopsie permet ensuite de constater que tous les calculs ont été extraits opératoirement (voir aussi Planche II-III hors texte).

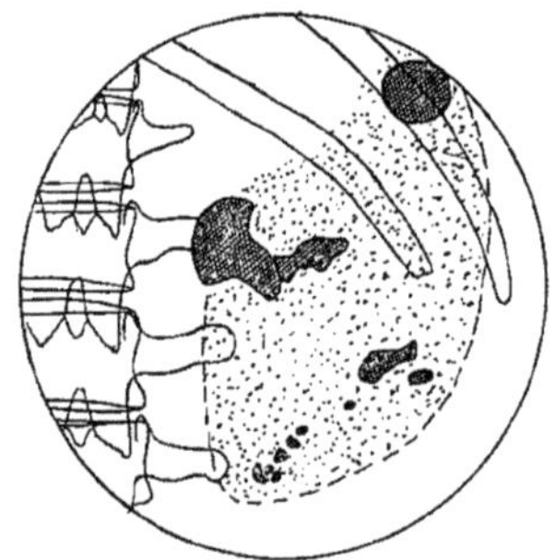 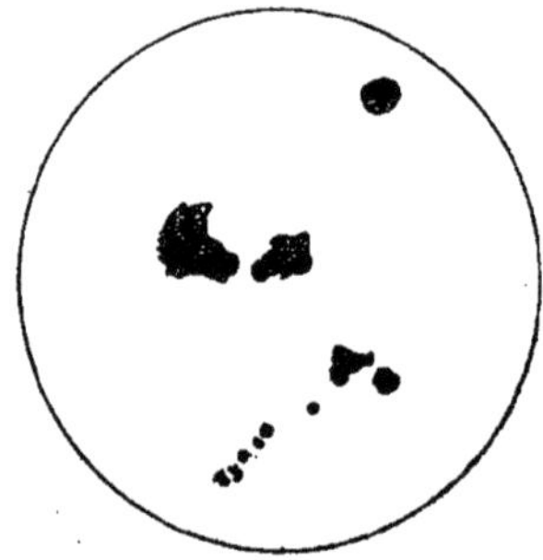

Fig. 5o. — Radiographie du rein de M., opéré par Rafin.

Fig. 51. — Radiographie des calculs extraits opératoirement. Ils se superposent exactement à leurs ombres radiographiques.

Chez un autre sujet, la radiographie pratiquée le 15 mars 1909 permet de dire : aucune ombre de calcul visible. L'année précédente, le même sujet avait été radiographié par un autre radiographe sans plus de résultat, or le 23 mars, l'autopsie pratiquée par Rafin fit découvrir dans le rein gauche un calcul de 47 centigrammes et trois autres petits calculs, pesant ensemble 20 centigrammes. Le rein et ses calculs, après autopsie, donnèrent une radiographie sur laquelle il était impossible de distinguer l'ombre portée des calculs. Cet examen post mortem prouvait que les calculs avaient une opacité aux rayons X, égale à celle des tissus mous. Le diagnostic radiographique de ce calcul était donc impossible sur le vivant. Aucune faute de technique ne pouvait être mise en avant.

A l'examen, ce calcul se présentait sous une forme triangulaire, de couleur jaune orangé. Sa surface était lisse par endroit, anfractueuse dans d'autres. Scié en deux, on voyait sur sa coupe un noyau central constitué par des couches concentriques et formant une masse compacte. Tout autour de ce noyau, s'était

déposée une substance de même coloration, formant un massif
irrégulièrement creusé de petites cavités. L'analyse chimique
pratiquée par M. Merieux indiqua de l'acide urique pur.

A côté de cet exemple d'un calcul d'acique urique pur, invisible
à la radiographie, je puis rapporter celui d'un
autre calcul d'acide urique pur, visible à la radiographie et opéré par Rafin. Il s'agissait d'un sujet
obèse, d'une épaisseur de 26 centimètres, son

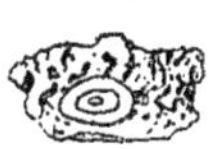

Fig. 52. — Calcul
d'acide urique pur,
vu en coupe.

rein contenait *un calcul d'acide urique pur* de 33
grammes. Grâce à l'emploi de la radiographie
instantanée, ce calcul s'est dessiné sur la plaque
avec toutes ses ramifications. Son ombre était à peine plus marquée que celle du rein, qui était visible dans toute son étendue.

Nous devons donc conclure, que les calculs d'acide urique pur
peuvent être mis en évidence ou non, suivant leur taille, leur
structure, suivant l'opacité du sujet dans le rein duquel ils sont
placés. Un petit calcul d'acide urique pur peut passer inaperçu,
un volumineux calcul de même composition peut être mis en évidence. Mais ce qui est certain, c'est qu'il existe des calculs non
diagnostiquables sur le vivant. Leur proportion semble relativement faible, dans notre statistique de calculs du rein, radiographiés et opérés ou vérifiés, ils comptent pour : 1,2 pour 100.

D'autres calculs du rein peuvent renfermer de l'acide urique
pur, en mélange intime avec des oxalates, des urates ou des carbonates de chaux. Ces calculs sont visibles par leurs substances
les plus opaques. Lorsque l'acide urique pur se dépose en couche
régulière, alternant avec les substances les plus opaques : oxalates, carbonates, phosphates, le calcul n'est visible bien souvent
que par ses couches d'oxalates, phosphates ou carbonates. Si
l'acide urique est disposé à la périphérie, le calcul paraît à la
radiographie plus petit qu'il n'est réellement. Si l'acide urique
est disposé au centre, le calcul se présente sous la forme d'une
couronne plus ou moins régulière (voir fig. III p. I).

En résumé, certains calculs beaucoup plus opaques aux rayons X
que les tissus mous peuvent passer inaperçus à la radiographie
par suite d'une faute de technique. D'autres, sensiblement de
même opacité que les tissus ambiants, peuvent même, avec une
technique parfaite, rester invisibles à la radiographie. Une

troisième catégorie de calculs peuvent n'être que partiellement visibles.

2° **Résultats positifs.** — La radiographie rénale indique la présence d'une ombre pouvant se rapporter à un calcul, étudions les caractères de cette ombre.

Valeur de l'ombre. — Suivant la nature, le volume des calculs, suivant les tissus ambiants, leur épaisseur, leur opacité, l'ombre aura une valeur plus ou moins intense. Depuis l'ombre portée parfaitement marquée, aussi nette et aussi visible qu'un véritable manque dans la gélatine, jusqu'à celle que l'œil ne reconnaît qu'avec une extrême attention, il est possible de trouver tous les degrés intermédiaires.

Cette ombre peut être uniforme si elle répond à un calcul régulièrement opaque par suite de sa composition chimique, elle peut être irrégulière si le calcul présente une opacité irrégulière, soit par le fait de sa composition chimique, soit par suite de ses variations d'épaisseur. En règle générale, les calculs urinaires composés d'oxalates, de phosphates, de carbonates, d'urates, donnent une ombre bien marquée, plus accentuée que les apophyses transverses des vertèbres. Souvent, les couches concentriques des développements successifs du calcul se marquent sur la radiographie faite in vivo. Dans certaines poches hydronéphrotiques, on rencontre quelquefois des centaines et même des milliers de petits calculs, ces nids de calculs donnent une ombre véritablement *en mosaïque.* Leur aspect ne s'oublie plus lorsqu'on a eu l'occasion de radiographier un de ces malades et de voir la multitude des calculs extraits.

Nombre des calculs. — La radiographie permet d'estimer avec une très grande approximation le nombre des calculs. Au niveau du bassinet, nous avons eu l'occasion de faire opérer 18 sujets par pyélotomie. Après avoir diagnostiqué la présence d'un calcul unique chez ces 18 sujets, l'intervention est venue confirmer nos prévisions. Chez nos 44 sujets opérés par néphrotomie, nous avons toujours comparé les calculs enlevés avec la radiographie. Lorsqu'il n'existait qu'une ombre peu étendue, à cette ombre unique correspondait un seul calcul. Par contre, avant certaines néphrotomies, la radiographie indiquait une série d'ombres volumineuses, de formes plus ou moins différentes suivant les épreuves. Dans ces cas, il était imprudent de vouloir fixer exactement le nombre des calculs, contenus dans un bassinet ou un calice distendu. De multiples calculs serrés les uns contre les autres pouvaient ne donner qu'une seule ombre. Enfin, chez nos 20 malades ayant subi la néphrectomie, nous avons toujours comparé les calculs extraits aux ombres radiographiques. Nous avons constaté que généralement ces reins très altérés contenaient des calculs dans des *cavités distendues*. La numération des calculs d'après les ombres, bien souvent, était en défaut par suite des superpositions. Dans ces cas, puisque le rein était enlevé avec tous ses calculs, il n'y avait aucun intérêt à faire un compte exact des calculs.

Il nous semble, d'après les faits observés, que la numération des calculs est d'autant plus exacte que le rein est moins altéré. C'est précisément chez ces malades que cette numération préopératoire a le plus d'intérêt pour permettre une pyélotomie ou une néphrotomie de peu d'étendue.

La connaissance du nombre des calculs est importante pour assurer leur ablation totale au cours d'une néphrotomie. En pratique, il faut identifier chaque calcul avec son ombre radiographique pendant l'opération même. En suivant cette ligne de conduite, on arrive dans la très grande majorité des cas, à pratiquer une opération complète et à assurer la guérison du malade.

En résumé, pour préciser par la radiographie le nombre des calculs, il est utile de connaître leur gisements. Une ombre unique, au niveau d'un rein aseptique, répond très probablement à un calcul unique.

Des ombres multiples au niveau d'un rein infecté, distendu, ne figurent généralement pas le nombre exact des calculs. Entre ces deux extrêmes, peuvent se trouver tous les intermédiaires.

Forme des ombres. — Au niveau du rein, la forme de l'ombre portée par un calcul est des plus variables. Chez certains malades, l'ombre du calcul revêt une forme circulaire arrondie de faible dimension, chez d'autres au contraire, l'ombre du calcul donne l'image de ces beaux calculs corolliformes qui occupent le bassinet, les calices et même une portion de l'uretère. Lorsque l'on a comparé un très grand nombre de calculs urinaires avec leurs ombres radiographiques, on peut estimer, avec une grande approximation, la forme d'un calcul non opéré. Au point de vue du diagnostic, certaines formes sont caractéristiques et permettent d'affirmer par la radiographie seule, la présence d'un calcul; d'autres formes sont quelconques et ne donnent par elles-mêmes aucune certitude. Un petit calcul arrondi, fixé dans un calice, peut donner une ombre identique à un calcul stercoral, logé dans l'appendice !

Poids, volumes des calculs. — Ces estimations ne sont que des résultantes, tirées de la valeur, de la forme, de la dimension des ombres radiographiques. Elles ne se calculent pas d'après des données certaines, mais simplement par comparaison avec les cas étudiés antérieurement. Suivant le flair et l'éducation du radiographe, tel calcul sera évalué plus ou moins exactement, d'après son ombre radiographique.

Dimension des ombres. — Lorsque le calcul est resté immobile pendant l'impression de la plaque, l'ombre portée a des contours parfaitement nets. Il est permis alors de faire une mensuration exacte. Si l'on veut de cette donnée tirer la dimension correspondante du calcul, il faudra faire toute une série de calculs pour déterminer la distance du calcul à la plaque, l'orientation de la ligne d'ombre.

Situation des ombres. — Sur une épreuve radiographique nous distinguons le squelette et bien souvent les contours du rein. Nous pouvons donc localiser les ombres calculeuses par rapport à ces deux points de repère.

Par rapport au rein, nous pouvons dire si le calcul est dans le bassinet plus ou moins extériorisé, plus ou moins caché dans le hile du rein. Nous nous rendons compte si ce calcul du bassinet pousse des ramifications jusque dans les calices du rein, au niveau du pôle inférieur. Dans d'autres circonstances, le bassinet paraît vide et les calculs se développent au niveau du pôle inférieur, plus rarement au niveau du pôle supérieur. Enfin certains calculs urinaires se développent vers le bord convexe du rein ; il est très difficile par la radiographie de dire si le calcul est dans un calice ou dans une cavité creusée dans le parenchyme. Ce n'est qu'à l'aide d'une injection de collargol qu'il est possible de faire un diagnostic différentiel.

La situation des calculs du rein par rapport au squelette est facile à déterminer. Nous pouvons localiser le calcul par sa hauteur et par sa distance à la ligne médiane qui est donnée sur les épreuves par l'ombre des apophyses épineuses. En examinant notre collection de radiographies urinaires, nous trouvons des calculs haut situés dont l'ombre se superpose à celle de la 11ᵉ côte ; d'autres calculs, bas situés, projettent leurs ombres sur la crête iliaque et jusqu'à 3 centimètres au-dessous. Certains reins ectopiques peuvent sans doute descendre plus bas, nous n'avons pas eu l'occasion de les observer. Dans le sens transversal, nous trouvons des calculs touchant à la colonne vertébrale, d'autres s'en éloignent jusqu'à 10 ou 12 centimètres.

Mobilité, fixité des ombres. — Sur une radiographie instantanée, l'ombre du calcul est nette, le calcul ne s'est pas déplacé pendant le temps de pose. Si nous recommençons la même épreuve avec un temps de pose plus long, sans immobiliser le sujet, en le laissant respirer, nous constatons que l'ombre portée n'est plus nette, nous pouvons même mesurer le chemin parcouru par le calcul. Nous pouvons multiplier ces recherches et nous rendre compte des diverses conditions de mobilité d'un calcul, d'un rein. A plusieurs jours de distance, un calcul peut conserver la même position par rapport au rein. Il en est ainsi pour les calculs fixes, adhérents aux parois du bassinet. D'autres calculs, au contraire, à chaque radiographie se présentent sous une orientation différente. Ce sont les calculs mobiles, non adhérents.

D'autre part, ces calculs fixes ou mobiles par rapport au rein peuvent se déplacer par rapport à la colonne vertébrale. On constate ainsi des déplacements soit dans le sens vertical, soit dans le sens transversal. Ces changements de position se produisent soit sous l'influence des mouvements respiratoires et des battements artériels, soit sous l'influence de la position du sujet, station verticale, décubitus horizontal, etc. Il est donc possible de se rendre compte par ces épreuves en série du degré de mobilité d'un calcul et du rein qui le contient.

3° *Diagnostics différentiels.* — Sur 102 examens radiographiques suivis d'interventions ou de vérifications, nous comptons deux erreurs d'interprétations. Dans un cas, un calcul stercoral a été pris par un calcul du rein, dans un autre, un calcul biliaire

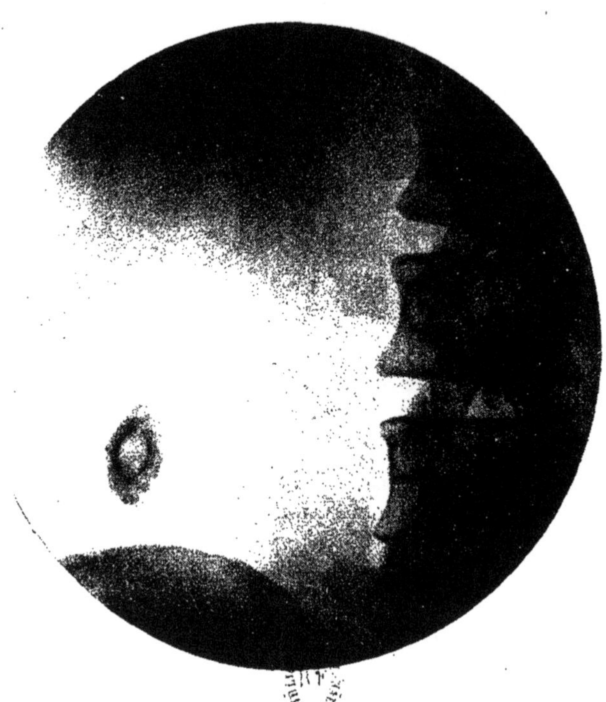

Radiographie de la région rénale droite. On distingue une ombre au-dessus de la crête iliaque. On pense à un calcul du rein, le malade ayant éliminé de nombreux calculs urinaires.

On notera que cette ombre avait une zone centrale claire, une zone périphérique plus sombre.

A l'intervention, on ne trouve aucun calcul du rein, mais un calcul stercoral, dans le colon ascendant, développé autour d'un pépin d'orange.

[p. 108]

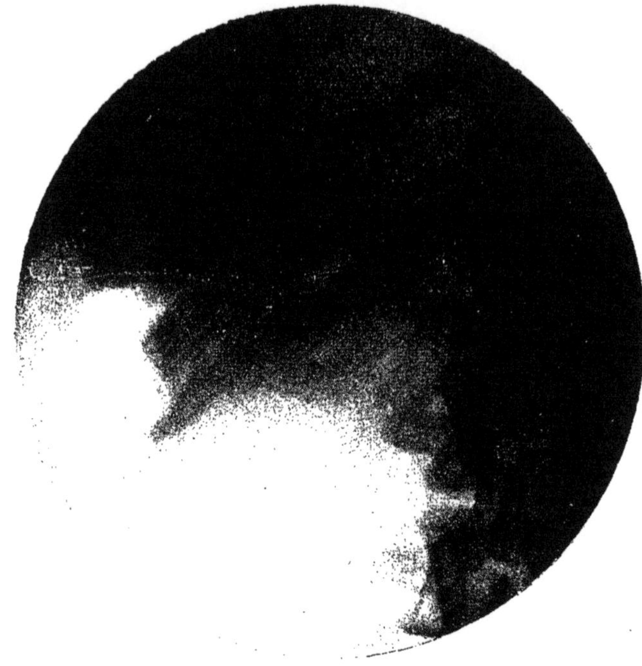

Fig. 1. — Radiographie de la région rénale droite. On distingue dans le 11ᵉ espace inter-
costal une ombre arrondie dont le centre est plus clair, la périphérie plus sombre. Le malade
présentant des hématuries, on pense à un calcul du rein. A l'intervention celui-ci n'est pas
trouvé. Il s'agissait d'un calcul biliaire.

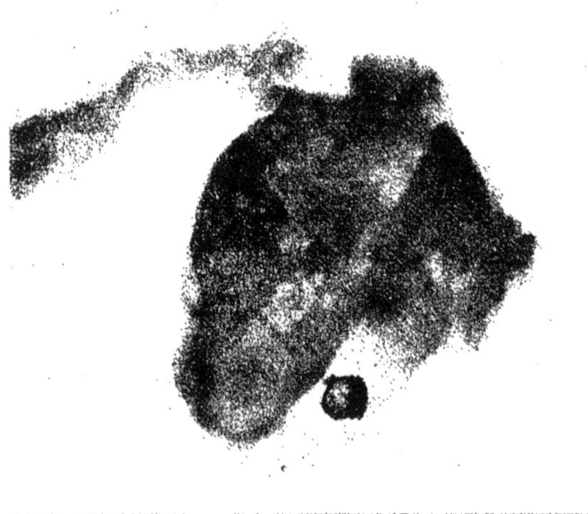

Fig. 2. — Radiographie de la vésicule biliaire, montrant le
même calcul, centre transparent, périphérie opaque aux rayons X.
D'autres calculs parfaitement transparents sont à peine visibles sur
la radiographie de la pièce.

a été recherché dans le rein. Ces deux erreurs d'interprétations se sont produites par suite de l'insuffisance de l'examen clinique et radiographique.

Chez le sujet porteur d'un calcul stercoral au niveau du rein droit, on avait eu, antérieurement, l'occasion d'intervenir 8 ou 10 fois pour des calculs vésicaux. La radiographie totale des voies urinaires indiquait : 1° la présence de calculs multiples au niveau de la vessie ; 2° une ombre au niveau du rein droit, à noyau central transparent, à coque périphérique opaque. Cette ombre située au-dessus de la crête iliaque était mobile, son orientation changeait d'une radiographie à l'autre. Il semblait logique d'interpréter cette radiographie en disant : calcul du rein, mobile, à noyau transparent et à coque périphérique opaque. En présence d'un malade lithiasique cette interprétation paraissait des plus rationnelle.

Sans autres examens cliniques ou instrumentaux qui d'ailleurs étaient impossibles chez ce malade, la néphrotomie droite est pratiquée chez ce malade. *On ne trouve aucun calcul rénal.* Deux mois plus tard, ce malade est examiné de nouveau. On retrouve au niveau du rein droit l'ombre du même calcul. En présence de l'énigme, l'examen radiographique est complété par un examen radioscopique. Celui-ci indique les faits suivants : à la hauteur du flanc droit (sujet debout) on distinguait un niveau liquide surmonté d'une poche gazeuse. Dans le liquide nageait le corps étranger reconnu par la radiographie. En appuyant sur la paroi abdominale du malade, on faisait remonter facilement le corps étranger, on l'amenait au niveau et même au-dessus de la surface liquide. Il n'y avait donc aucun doute, il s'agissait du gros intestin emprisonnant un calcul stercoral. L'examen radioscopique permettait de poser un diagnostic précis, d'éliminer l'hypothèse d'un calcul rénal. Il n'est pas douteux qu'un semblable examen pratiqué lors de la première radiographie eût évité au malade une néphrotomie inutile. Cet exemple montre l'utilité de faire toujours un examen complet tant au point de vue clinique que radiographique, de ne jamais se fier à une vraisemblance.

L'autre erreur d'interprétation est relative à un malade atteint de coliques hépatiques frustes, sans ictère, sans caractères bien nets.

A la radiographie, on constate une ombre au niveau de la 12ᵉ côte du côté droit, cette ombre arrondie est peu marquée, elle répond à un corps peu opaque aux rayons X. S'il s'agit d'un calcul du rein, il faut songer à un calcul très riche en acide urique. La valeur de l'ombre de ce calcul rappelle celle des calculs biliaires. Nous ajoutons en outre que la décision opératoire doit être prise d'après le résultat de l'examen clinique et instrumental. L'examen radiographique ne nous paraît pas suffisant pour déterminer par lui-même l'intervention.

L'examen du culot de centrifugation des urines montre la présence de nombreux globules rouges. Cette donnée fait pencher le diagnostic en faveur d'une lithiase rénale et d'après l'ombre radiographique la néphrotomie est pratiquée à droite. A l'intervention, on ne trouve aucun calcul rénal. Le malade meurt d'anurie. L'autopsie fait découvrir le calcul, ayant donné une ombre visible sur le vivant, au niveau du cholédoque.

Il n'est pas douteux qu'un examen plus complet, qu'une *pyélographie* en particulier n'ait permis de localiser l'ombre douteuse en dehors des voies urinaires. Mais cet examen n'a pas été pratiqué. Trouvant du sang dans les urines, une ombre au niveau du rein droit, le chirurgien a conclu à de la lithiase rénale, malgré les réserves faites par le radiographe. Dans ce cas-là encore, il y avait une probabilité en faveur d'un calcul rénal, mais non une certitude. Les examens n'avaient pas été pratiqués au complet. Mais fallait-il penser à un calcul biliaire visible aux rayons X chez ce malade qui n'avait jamais présenté de coliques hépatiques vraies ?

Ces deux erreurs d'interprétations suivies avec méthode, avec toutes les vérifications nécessaires montrent qu'un diagnostic ne doit pas reposer sur un seul signe. Une intervention ne se décidera, pour être à l'abri de tout reproche, que d'après l'ensemble des signes cliniques et radiographiques. Lorsqu'un chirurgien prendra une décision d'après un seul signe, qu'il soit radiographique ou clinique, il s'exposera à ne pas trouver le corps du délit. En cas d'impossibilité de pratiquer un examen complet, on sera en droit de ne proposer qu'une intervention exploratrice.

Nous ne formulons ces conclusions que pour les ombres de la région rénale n'ayant aucune physionomie propre. Il n'en est pas de même pour les ombres révélant un calcul ramifié, repro-

duisant la forme des calices et du bassinet. Dans ce cas, la radiographie par elle-même permet d'affirmer l'existence du calcul.
Les décisions opératoires même avec ce diagnostic certain ne
peuvent être prises qu'après l'examen méthodique de la valeur
fonctionnelle des deux reins. Suivant les résultats on interviendra
soit par néphrotomie, soit par néphrectomie. Dans certains cas
trop avancés, l'abstention sera indiquée.

On ne sera en droit de conclure à une erreur d'interprétation
radiographique que lorsqu'on aura trouvé le corps ayant donné
l'ombre radiographique litigieuse. Par ce que le chirurgien n'a
pas trouvé le calcul indiqué par la radiographie, il ne faudrait
pas croire que ce calcul n'existe pas. Chez un de nos malades
opéré par Rafin, la radiographie avait montré un calcul au niveau
du rein droit. Après une néphrotomie, on ne rencontre aucun
calcul. Cinq mois plus tard, à l'autopsie, on trouve le calcul.
Un autre malade est opéré deux fois par X..., sans succès, pour
lithiase rénale. Après un examen méthodique, trois calculs sont
trouvés par Rafin.

A côté des erreurs d'interprétation, il faut penser à l'échec des
recherches opératoires. On ne sera en droit d'incriminer soit le
radiographe, soit le chirurgien, que lorsque le malade aura permis
d'identifier par de nouvelles recherches les ombres litigieuses.

Nous terminons ce paragraphe en rappelant notre conviction
intime, c'est qu'avec des examens complets, en associant le diagnostic clinique au diagnostic radiographique, il est possible de
réduire considérablement ces erreurs d'interprétation et peut-
être de les faire disparaître de la pratique. Les deux erreurs
d'interprétation que nous rapportons ne sont imputables qu'à
une faute de méthode dans les deux cas. Sauf les circonstances
que nous avons indiquées, la présence d'une ombre radiographique
au niveau de la région rénale n'implique pas la présence certaine d'un calcul urinaire. En dehors des voies urinaires, il peut
exister de nombreux corps étrangers donnant une ombre semblable, identique à celle d'un véritable calcul urinaire. La certitude n'est acquise que par l'ensemble des signes cliniques et
radiologiques. C'est cette association des méthodes, ce sont ces
examens complets qui seuls permettent d'attribuer en toute
sécurité telle ombre à tel calcul ou à tel corps étranger aux voies
urinaires.

Chez certains malades, l'exploration radiographique du rein comprendra non seulement la simple radiographie, mais aussi la pyélographie. Par l'injection de collargol on localise très exactement l'emplacement des calices, du bassinet, de l'uretère. Si l'ombre douteuse est englobée par celle du collargol, il s'agit bien d'un calcul, si au contraire les deux ombres sont situées à distance l'une de l'autre, il s'agit d'un corps étranger aux voies urinaires.

Lorsque l'ombre du collargol englobe celle du corps à identifier, il peut se faire que le corps étranger se trouve sous le même faisceau de rayons X, mais dans un plan différent. Pour dépister cette cause d'erreur, il est nécessaire de faire deux épreuves, l'une avec une incidence normale, l'autre avec une incidence oblique. Généralement, lorsqu'il s'agit d'un faux calcul, on arrive ainsi à dissocier les deux ombres et à faire le diagnostic différentiel.

III. — Calculs de l'uretère.

Nous pouvons trouver des ombres radiographiques soit sur le trajet de l'uretère lombaire, soit sur celui de l'uretère pelvien. Chez certains lithiasiques, la radiographie ne montrera aucun calcul.

Au niveau de l'uretère lombaire nous n'avons eu l'occasion de nous occuper que de deux malades porteurs l'un et l'autre d'une ombre douteuse sur le trajet de l'uretère.

Au niveau de l'uretère pelvien, nos observations sont plus nombreuses. Nous avons eu l'occasion d'étudier 16 malades, porteurs de calculs de l'uretère pelvien.

1° *Résultats négatifs.* — Sur un total de 16 malades atteints de lithiase urétérale localisée au niveau de l'extrémité inférieure de l'uretère, nous comptons 4 malades chez lesquels la radiographie la plus parfaite n'a pas montré le calcul existant. Deux malades ont expulsé leurs calculs dans les quelques jours qui ont suivi la radiographie, un autre a été opéré par Rafin, le quatrième a expulsé son calcul à la suite d'un cathétérisme de l'uretère. Ces calculs ont été examinés avec le plus grand soin. Leurs poids respectifs étaient o gr. 25, o gr. 32, o gr. 24, o gr. 27 environ (ce calcul a été brisé). Radiographiés, ils présentaient la transparence de l'acide urique pur. L'analyse chimique donnait le même résultat.

Il faut donc retenir qu'un diagnostic radiographique négatif au niveau de l'extrémité inférieure de l'uretère pelvien n'a qu'une valeur très relative. Notre statistique indique que 25 pour 100 des calculs pelviens sont composés d'acide urique pur, invisibles par la radiographie sur le vivant. Nous aurons donc le soin, comme pour la région rénale, de formuler ainsi notre diagnostic : *à la radiographie aucune ombre visible susceptible d'être attribuée à un calcul urétéral.*

2° **Résultats positifs.** — La radiographie peut montrer une ombre sur le trajet de l'uretère pouvant se rapporter à un calcul urinaire. Examinons les caractères de cette ombre.

Valeur de l'ombre. — Comme pour le rein, la valeur de cette ombre est sous la dépendance de nombreux facteurs. Elle est plus ou moins visible. Nous avons diagnostiqué de petits calculs pesant o gr. 15, o gr. 17, o gr. 27. Leurs ombres sur des radiographies faites en période d'apnée étaient parfaitement marquées. Ces calculs étaient composés d'oxalates et de phosphates, en parties sensiblement égales. Ils ont été expulsés spontanément. A l'intervention, nous avons trouvé des calculs dont l'ombre était encore plus visible, mais à poids plus élevés : 2 gr. 45, 2 gr. 32, 1 gr. 06, etc.

Nombre des calculs. — Au niveau de l'uretère, il est facile d'après l'ombre de dire si le calcul est unique ou non. Mais le nombre exact des calculs multiples est difficile à préciser si l'uretère est dilaté en forme de poche ; plusieurs calculs peuvent se superposer pour donner une ombre unique.

Forme des ombres. — La forme est variable avec celle des calculs. Suivant les circonstances, le calcul revêt tel ou tel aspect. Nous avons eu l'occasion de voir un unique calcul arrondi comme un grain de plomb. D'autres sont allongés, cylindriques comme l'uretère, en forme d'olives. D'autres sont allongés, aplatis.

Quelquefois le calcul fixé en ces points de l'uretère se développe par cristallisations successives sans reproduire la forme du conduit qui lui donne asile.

Lorsque les calculs sont multiples, ils peuvent, par frottement, prendre des formes géométriques. Chez une jeune fille nous avons trouvé cinq calculs dont les ombres portées étaient triangulaires.

Poids, volume des calculs. — Ces données s'apprécient par comparaison avec les calculs radiographiés sur le vivant et opérés.

Dimensions des ombres. — Comme pour les ombres rénales, nous pouvons par une série de calculs, déduire de la dimension de l'ombre radiographique, la dimension correspondante du calcul urétéral. Aujourd'hui, nous avons un procédé plus simple, plus rapide. M. Pasteau a eu l'idée ingénieuse de faire fabriquer des sondes urétérales, dont les divisions en centimètres sont visibles sur la plaque radiographique. Lorsqu'une telle sonde est radiographiée dans l'uretère, il est facile par comparaison, de calculer les dimensions du calcul qui se trouve au contact de la sonde.

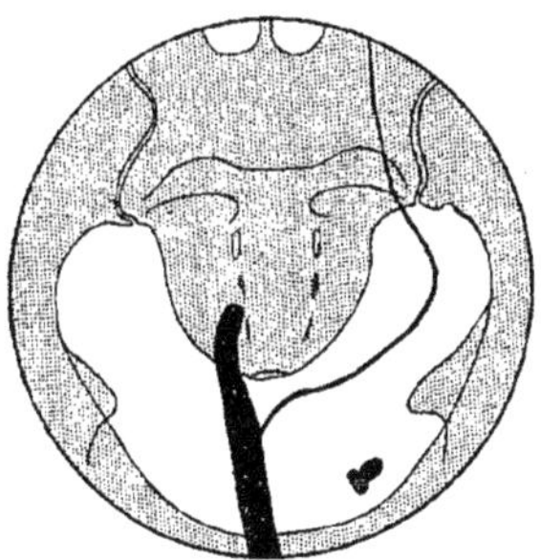 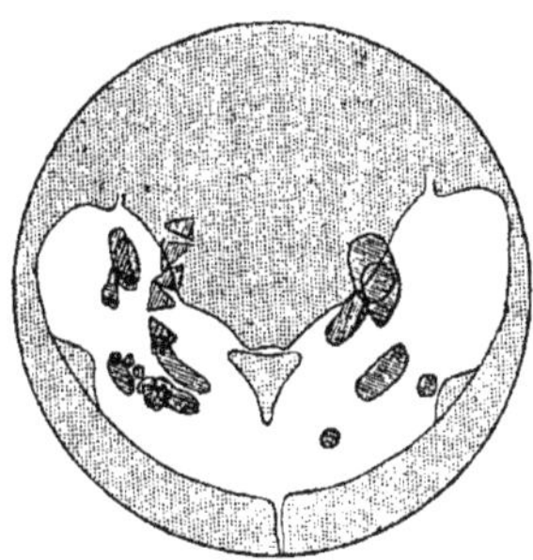

Fig. 53. — Trajets de l'uretère pelvien repéré par une sonde urétérale. Ombre d'un corps étranger aux voies urinaires visible à distance de la sonde.

Fig. 54. — Trajets de l'uretère pelvien, d'après les calculs radiographiés et reportés sur un même schéma.

Situation des ombres. — La radiographie peut montrer un calcul en un point quelconque de l'uretère. Au niveau de la région lombaire, le trajet de l'uretère est variable, nous le trouvons en général, parallèle à la colonne vertébrale, se superposant à l'ombre des apophyses transverses des vertèbres lombaires, à une distance variable de la ligne médiane. Au niveau du sacrum, l'uretère se projette sur l'articulation sacro-iliaque, pour déboucher dans la cavité pelvienne. A ce niveau, il décrit une courbe plus ou moins marquée, concave en dedans et va rejoindre la vessie. L'orifice urétéro-vésical est plus ou moins élevé, sur les radiographies, au-dessus du pubis suivant les sujets, suivant la position occupée pendant la radiographie.

Mobilité, fixité des ombres. — En faisant des radiographies multiples, à des intervalles de temps plus ou moins longs, en pratiquant le cathétérisme de l'uretère avec une sonde opaque et en associant la radiographie à cet examen, on constate que l'ombre du calcul occupe ou non la même place. Ces constatations sont très importantes au point de vue opératoire. Un calcul fixe se laisse trouver facilement. Un calcul mobile, au contraire, peut entraîner des recherches beaucoup plus longues, par suite de ses déplacements. Avec Rafin, au début de nos recherches, nous avons vu cinq calculs localisés au niveau de l'extrémité inférieure de l'uretère, sans nous occuper, ni de leur fixité, ni de leur mobilité. Pendant l'intervention, un des calculs se déplace et tombe dans le bassinet. A l'urétérothomie, il fallut ajouter une pyélotomie. Dernièrement, nous avons vu un autre opérateur être conduit à prolonger son incision, pour dénuder le bassinet et extraire en ce point un calcul localisé au niveau de l'extrémité inférieure de l'uretère pelvien. Or, la radiographie permet admirablement de constater cette mobilité des calculs, de voir si l'uretère est dilaté par une injection de collargol. Ces examens préalables conduisent à prendre les précautions voulues, pour éviter les déplacements du calcul pendant l'intervention. Un calcul est-il mobile, on placera le malade dans une position telle que le calcul n'aura pas de tendance à tomber dans le bassinet. Une pince à faible pression, placée sur l'uretère dénudé, empêchera le calcul de fuir devant la pince ou le doigt qui veut l'extraire. Faute de cette exploration radiographique et des notions qui en découlent, l'opérateur peut être conduit à des interventions très étendues, parfaitement inutiles avec une technique mieux réglée.

3º *Diagnostic différentiel.* — Il n'est pas rare de trouver sur le trajet de l'uretère, des corps étrangers aux voies urinaires, donnant des ombres semblables aux vrais calculs urinaires. Il est très important d'identifier ces ombres avant de décider une intervention. Un cathétérisme de l'uretère, pratiqué dans les conditions d'asepsie voulue, expose moins les malades qu'une intervention laborieuse, à la suite de laquelle on ne trouve rien.

Au début de nos recherches avec Rafin, nous avons eu un malade présentant une ombre sur le trajet de l'uretère lombaire. Ce malade était suspect de lithiase, ayant eu un phlegmon périnéphrétique. Sur la simple vue de la radiographie, l'intervention fut pratiquée. Aucun calcul ne fut trouvé.

Depuis cette époque, je n'ai jamais conseillé une intervention, parce que la radiographie montrait une ombre sur le trajet de l'uretère. Ce n'est qu'après une exploration radiographique complète, associée au cathétérisme de l'uretère, que j'ai affirmé ou non, au malade et au chirurgien, la présence ou l'absence d'un calcul de l'uretère. En utilisant systématiquement cette méthode, je n'ai jamais eu l'occasion de faire intervenir sans que le calcul ne soit enlevé. J'ai eu aussi plusieurs fois l'occasion de rectifier certains diagnostics de calculs de l'uretère, alors qu'il s'agissait simplement de *taches du bassin*. Étudions donc méthodiquement les résultats que donnent ces méthodes associées.

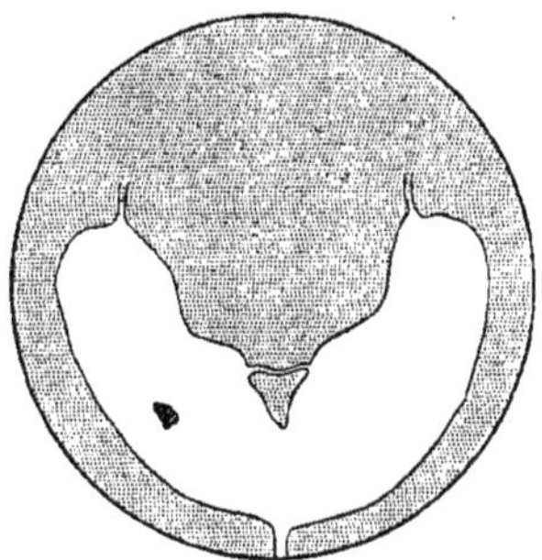

Fig. 55. — Radiographie montrant une ombre sur le trajet de l'uretère pelvien.

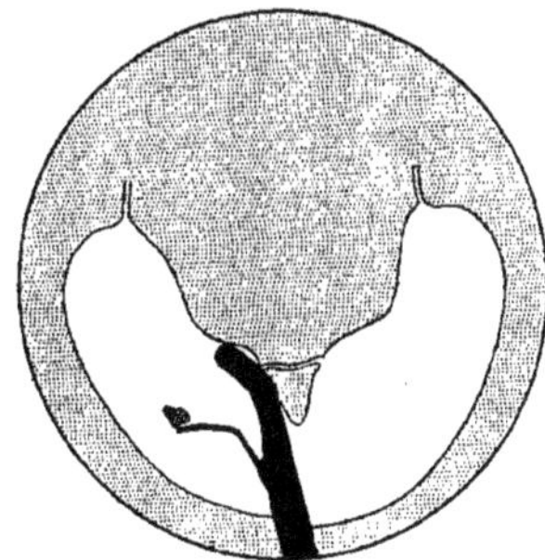

Fig. 56. — Radiographie après cathétérisme montrant l'extrémité de l'ombre de la sonde au contact de l'ombre à identifier, sans déplacement de cette dernière, (calcul opéré par Rafin).

Première hypothèse. — La radiographie simple montre une ombre sur le trajet de l'uretère (fig. 55). Une sonde est introduite dans cet uretère, bientôt l'opérateur sent la sonde buter contre un obstacle infranchissable. Une nouvelle radiographie faite à ce moment montre que l'extrémité de l'ombre de la sonde touche le bord de l'ombre, reconnue précédemment et toujours à la même place (fig. 56). Il est infiniment probable que l'on se trouve en présence d'un vrai calcul de l'uretère. Nous n'avons pas cependant une certitude absolue. Il est permis de supposer, par exemple, que la sonde est arrêtée par une coudure de l'uretère et que juste à ce niveau, mais dans un autre plan, se trouve un corps opaque aux rayons X, étranger aux voies urinaires, et donnant cette ombre douteuse qu'il s'agit d'identifier.

Deuxième hypothèse. — La radiographie montre une ombre sur le trajet de l'uretère (fig. 57), le cathétérisme au moyen d'une sonde opaque est pratiqué. Le chirurgien sent une légère résistance à l'introduction de la sonde, celle-ci pénètre cependant. A ce moment, une seconde radiographie est pratiquée. Cette épreuve montre que l'ombre douteuse a été refoulée au-devant de la sonde (fig. 58). L'extrémité de l'ombre de la sonde bute contre le bord inférieur de l'ombre déplacée. Lorsqu'il est possible d'enregistrer pareille constatation, il nous semble que le diagnostic précis est établi, qu'il n'y a pas place pour une erreur d'interprétation. Voilà à notre avis, la seule circonstance

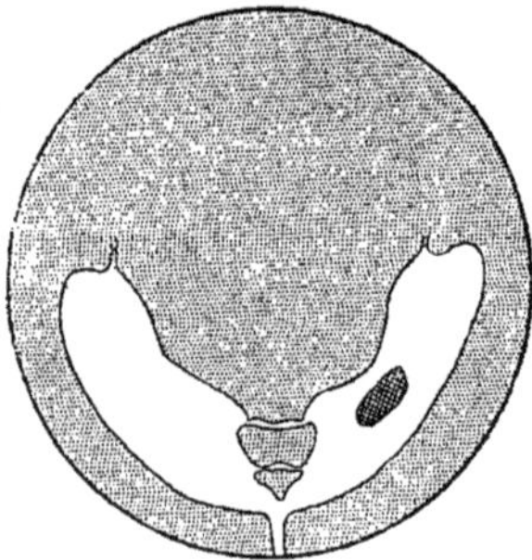

Fig. 57. — La radiographie montre une ombre sur le trajet de l'uretère.

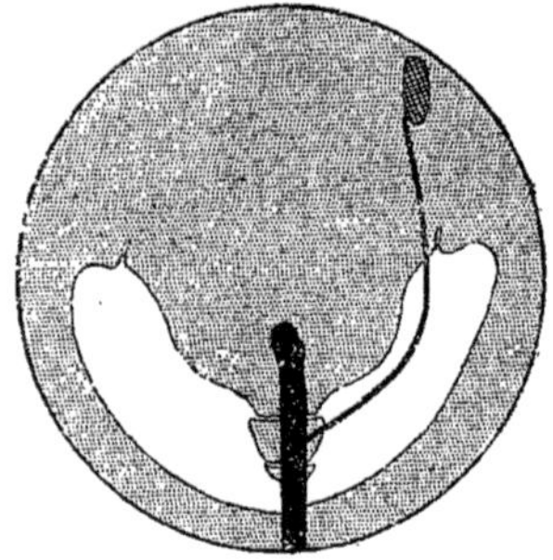

Fig. 58. — La radiographie après cathétérisme montre que le calcul s'est déplacé sous la poussée de la sonde urétérale (calcul opéré par Rafin).

dans laquelle l'association des deux méthodes donne une véritable certitude, exempte de causes d'erreur. Nous avions déjà exprimé cette opinion en 1909, dans la thèse de notre élève M. Molard.

Troisième hypothèse. — Une radiographie indique une ombre

sur le trajet de l'uretère. Au moment du cathétérisme, la sonde
urétérale passe librement. Une radiographie faite à ce moment
montre l'ombre de la sonde au contact ou superposée à l'ombre
douteuse. L'extrémité de la sonde a dépassé largement le niveau
du corps étranger.

Ce résultat radiographique ne
permet pas de tirer des conclusions donnant une véritable certitude.

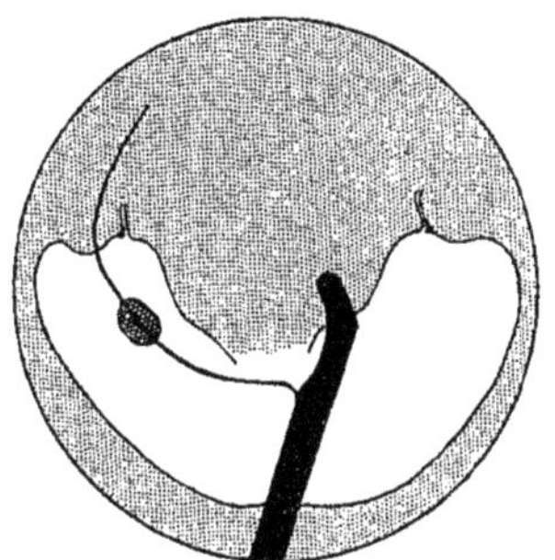

Fig. 59. — Superposition de l'ombre de la
sonde (schématique), à l'ombre à identifier.

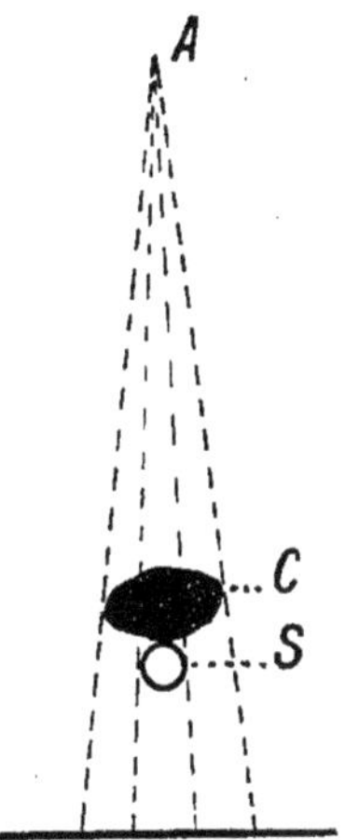

Fig. 60. — Figure schématique montrant
la position dans l'espace de la sonde et du
corps à identifier. Il s'agit d'un calcul
dans l'uretère dilaté.

Lorsque les ombres sont en contact ou en superposition, la
sonde et le calcul peuvent se trouver dans un *uretère dilaté*, laissant passer la sonde soit au-dessus ou dessous, soit à côté du calcul (fig. 59-60).

Toujours dans le même cas, lorsque les ombres sont en contact
ou en superposition, la sonde peut passer à distance, dans un
plan différent du corps opaque aux rayons X, donnant naissance
à l'ombre à identifier. La sonde se trouve dans l'uretère et le
corps opaque peut se trouver dans l'ovaire (fig. 61-62), dans
l'intestin, etc.

Au moment d'un cathétérisme associé à la radiographie, un
vrai calcul urinaire peut donc donner naissance à une image
identique à celle d'un corps étranger aux voies urinaires.

Dans ce cas, le diagnostic différentiel ne s'établira pas d'une
façon aussi rapide, à la simple vue du résultat radiographique
comme dans les deux premières hypothèses. Il sera nécessaire

d'étudier méthodiquement tous les symptômes cliniques, toutes les données radiographiques. S'il en résulte un ensemble de preuves en faveur de la présence d'un calcul, il sera permis de poser les indications opératoires en faveur d'une indication au niveau de l'uretère, cette pro_

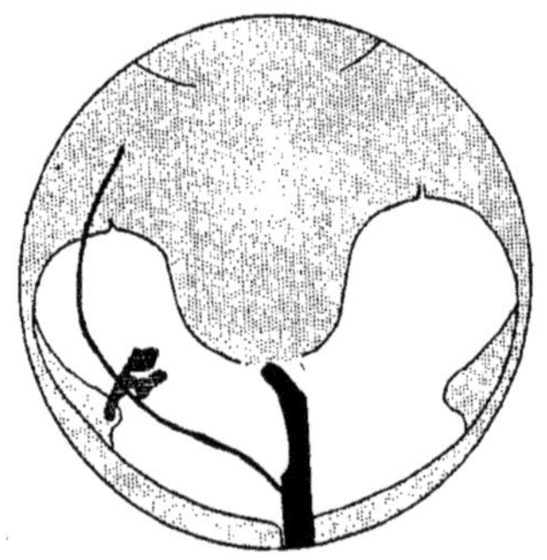

Fig. 61. — Radiographie d'une sonde urétérale chez une malade porteuse d'un kyste dermoïde de l'ovaire. Superposition des deux ombres.

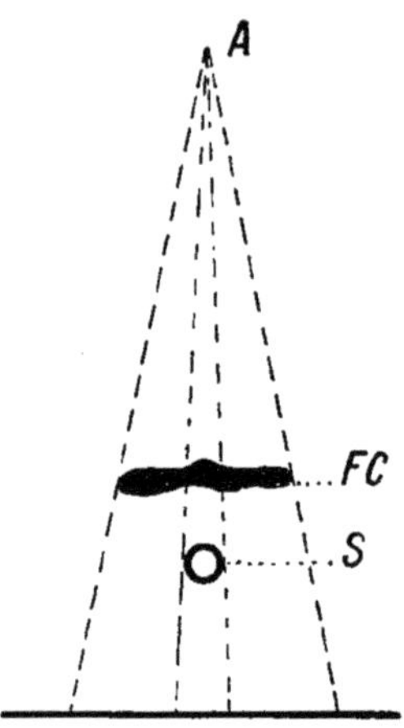

Fig. 62. — Schéma montrant la position réciproque de la sonde S et du kyste.

babilité pourra se confirmer par l'injection d'une solution de collargol à 5 pour 100 dans l'uretère. Nous étudierons un peu plus loin cette méthode.

Quatrième hypothèse. — La radiographie montre une ombre douteuse sur le trajet de l'uretère, le cathétérisme est pratiqué comme précédemment. Au moment de l'introduction et de la pénétration de la sonde, le chirurgien n'éprouve aucune sensation d'arrêt ou d'obstacle. La radiographie faite alors montre que l'ombre de la sonde ne touche pas à l'ombre à identifier (fig. 63). Bien souvent dans ce cas, il s'agit d'un faux calcul, d'un corps opaque situé en dehors des voies urinaires.

Mais, il peut arriver aussi, comme je l'ai observé avec Rafin, que dans un uretère dilaté la sonde passe à distance du calcul. La radiographie montre dans ce cas les deux ombres distantes de quelques millimètres (fig. 65). C'est alors que l'injection de collargol à 7 pour 100 dans l'uretère donnera des indications très précieuses sur le calibre de l'uretère. Si l'ombre du collargol dessine un uretère étroit, normal, situé à distance de l'ombre

à identifier, on est en droit de penser qu'il s'agit d'un corps
étranger aux voies urinaires. Si au contraire, l'ombre du collargol indique un uretère dilaté fortement, si l'ombre du collargol

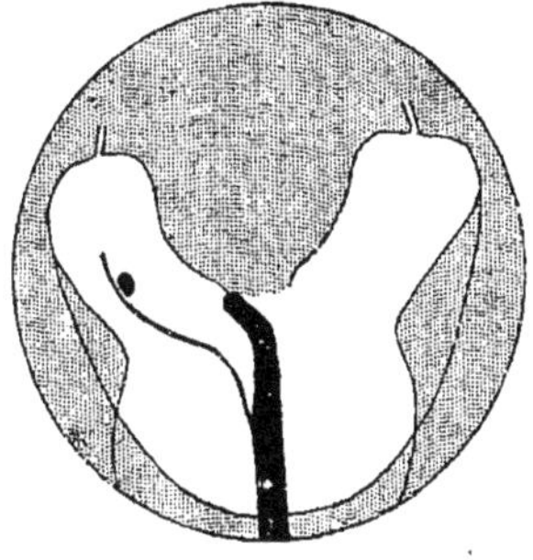

Fig. 63. — Radiographie d'un faux calcul
(tache du bassin chez un tuberculeux).
L'ombre de la sonde passe à distance de
celle du faux calcul.

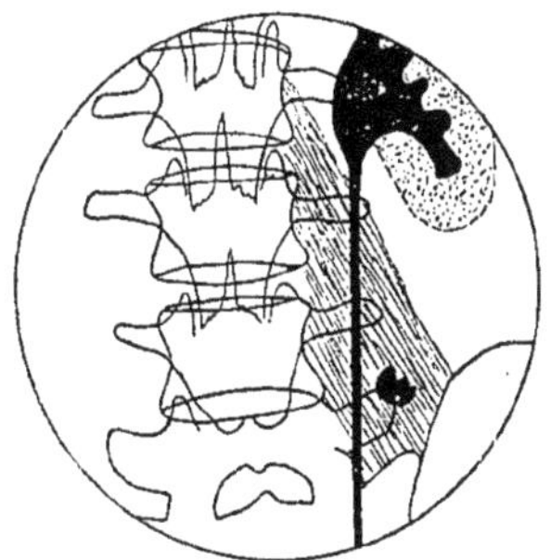

Fig. 64. — Radiographie d'un faux calcul
de l'uretère lombaire. La sonde passe à
distance.

englobe celle du calcul, il est probable qu'il s'agit d'un
calcul de l'uretère (fig. 66). Cet artifice permet de préciser ce
que la radiographie et le cathétérisme indiquent sans donner
aucune certitude, ni dans un sens, ni dans l'autre.

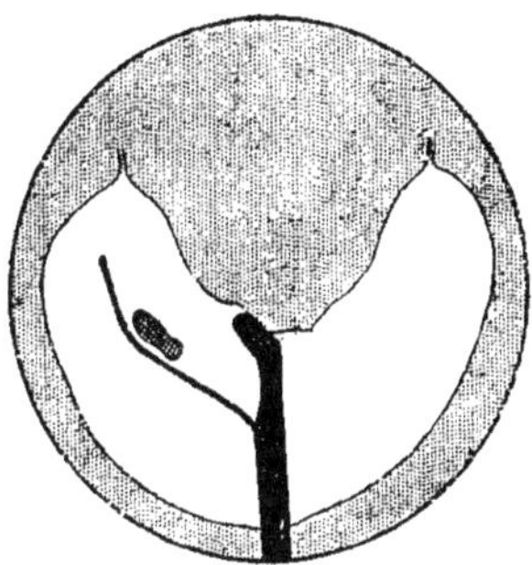

Fig. 65. — Radiographie d'un calcul de
l'uretère, opéré par Rafin, l'ombre de la
sonde passe à distance de celle du vrai
calcul.

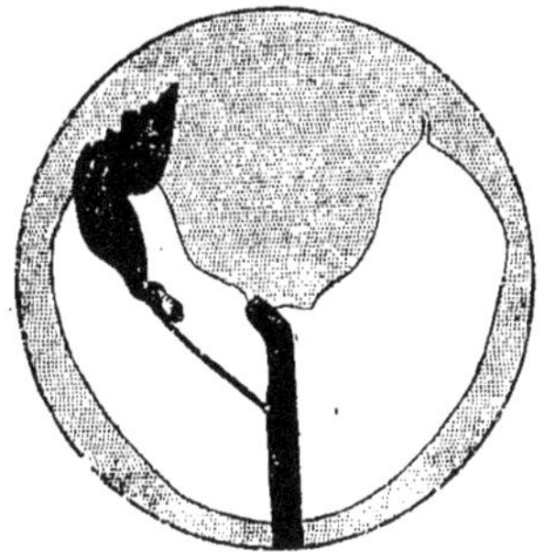

Fig. 66. — Radiographie du même calcul
après injection de collargol montrant la
dilatation de l'uretère.

En résumé, l'exploration méthodique de l'uretère par la méthode
de Geya-von-Ellyes et par celle de Woelker et Lichtemberg,
permet de faire presque toujours un diagnostic exact. Elle

ne nous a pas jusqu'à ce jour induit en erreur. S'il arrive encore à certains opérateurs de ne pas trouver un calcul de l'uretère, c'est qu'ils n'ont pas voulu se donner la peine ou qu'ils n'ont pu faire tous les examens dont nous venons de parler. Il n'est plus permis à un radiographe, trouvant une ombre sur le trajet de l'uretère, de poser aussitôt le diagnostic de calcul de l'uretère. Ce n'est qu'après les explorations combinées qu'il est permis de conclure.

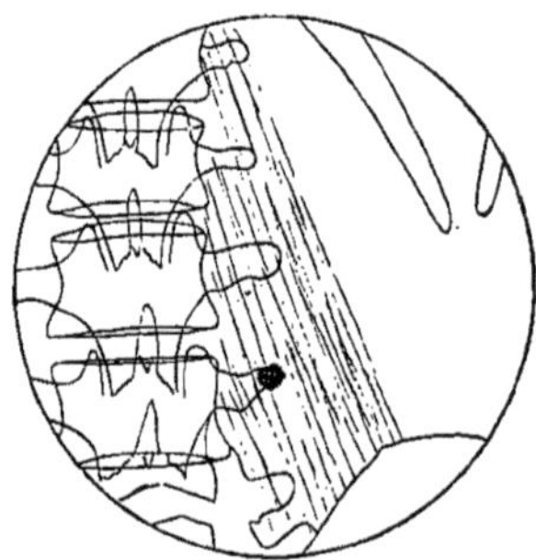

Fig. 67. — Radiographie d'un calcul de l'uretère lombaire radiographié par l'auteur.

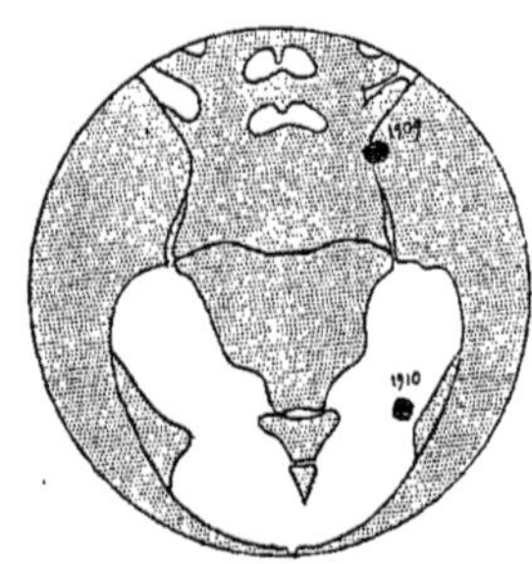

Fig. 68. — Radiographies de ce même calcul en 1909-1910 (communiqués par Infroit).

Il existe cependant quelques exceptions. Ainsi par exemple : lorsqu'il a été possible de suivre le cheminement d'un calcul depuis le bassinet jusqu'au niveau de l'uretère pelvien par une série de radiographie on peut être certain, sans autres examens, qu'il s'agit bien d'un calcul urinaire (fig. 67-68). Ce sont évidemment des cas très rares.

IV. — CALCULS DE LA VESSIE.

Comme pour le rein et l'uretère, la radiographie pratiquée au niveau de la vessie peut montrer ou non un calcul existant réellement. Nous devons donc étudier méthodiquement la valeur des résultats négatifs, comme celle des résultats positifs.

1° *Résultats négatifs.* — L'absence d'ombres visibles sur la plaque radiographique ne veut pas dire qu'il n'existe pas de calcul au niveau du rein. Nous croyons qu'il n'est pas exagéré de dire que 5o pour 1oo des calculs vésicaux passent inaperçus à la radiographie.

Cette invisibilité ne tient pas uniquement au petit volume des calculs, nous avons vu des calculs de plus de 7o grammes ne donner aucune ombre visible sur des plaques parfaites. L'invisibilité de ces calculs tient à deux causes : 1° la très grande opacité de la région vésicale ; 2° la faible opacité de certains calculs de la vessie. Ces deux facteurs se combinent, le calcul ne donne naissance à aucune différence d'opacité, il reste invisible.

Plusieurs méthodes permettent d'obtenir quelquefois des ombres là où la simple radiographie ne donne rien. On peut placer le calcul dans un milieu beaucoup plus opaque avec l'espérance que l'emplacement occupé par le calcul restera plus transparent. On réalise cet artifice en injectant une solution de collargol à 5 pour 1oo dans la vessie. L'ensemble de la vessie donnera une ombre claire sur la plaque radiographique et une ombre plus foncée au niveau du calcul plus transparent. Mais il ne faudrait pas croire qu'il suffit de recourir à cet artifice pour voir tous les calculs invisibles par la simple radiographie. Le procédé est des plus délicats à employer. Une trop grande quantité de solution de collargol donne une ombre uniforme de la vessie et ne traduit pas la plus grande transparence au niveau du calcul. Une trop faible quantité de collargol ne cerne pas le calcul et ne montre rien.

Une autre méthode consiste à placer le calcul dans un milieu plus transparent. Pour cela, il suffit d'injecter dans la vessie une certaine quantité d'oxygène. La visibilité des calculs est augmentée, mais tous les calculs ne seront cependant pas visibles.

Enfin, certains auteurs et nous-même avons proposé d'obtenir des radiographies vésicales au moyen de dispositifs spéciaux consistant à introduire une plaque sensible dans le rectum. Ces épreuves ne donnent l'image que d'une faible partie de la vessie, leur interprétation est particulièrement délicate. Ce moyen est rarement indiqué. Il en est de même pour les insufflations du gros intestin.

2° *Résultats positifs.* — La radiographie indique une ou plusieurs ombres. Ces ombres répondent-elles à un calcul urinaire ?

Nous avons à examiner successivement les divers caractères que présentent ces ombres de vrais calculs. Nous verrons aussi dans quelle mesure ces ombres nous renseignent sur les caractéristiques du calcul.

a) Nombre des calculs. — La radiographie peut montrer une ombre unique ou bien toute une série d'ombres. Généralement lorsqu'il existe une ombre unique sur la plaque radiographique, celle-ci répond à un calcul unique. Une série d'ombres répond à de multiples calculs. Mais il ne faudrait pas vouloir compter exactement le nombre des calculs d'après les ombres radiographiques. Dans une cavité comme la vessie, il arrive souvent que plusieurs calculs se superposent pour ne donner qu'une seule ombre. Il ne faut donc pas compter sur la radiographie pour reconnaître, au niveau de la vessie, le nombre exact de calculs. Au niveau d'un rein non distendu, ces superpositions d'ombre sont des plus rares, il n'existe pas de cavité réelle les permettant. La numération des calculs est plus exacte au niveau d'un rein. Elle ne sera que très approximative pour les calculs vésicaux. On saura simplement dire s'il y a un calcul ou des calculs en plus ou moins grand nombre.

b) Valeur de l'ombre. — Suivant la nature des calculs, suivant les tissus ambiants, leur épaisseur, leur opacité, l'ombre des calculs aura une intensité plus ou moins marquée. Certains calculs donnent une ombre très visible, d'autres au contraire, parmi ceux qui sont diagnostiquables, laissent une ombre à peine visible. Il existe une infinie variété dans la valeur des ombres des calculs vésicaux, c'est-à-dire dans leur opacité aux rayons X. La valeur de l'ombre n'a donc aucun caractère spécifique permettant de fixer un diagnostic.

Cette ombre peut être régulière dans toute son étendue ou bien au contraire être irrégulière et montrer une série de zones concentriques indiquant les variations d'opacité des diverses couches constituantes du calcul.

Il existe, en dehors de la vessie et d'une manière générale en dehors des voies urinaires des corps étrangers, calculs intestinaux, kystes dermoïdes, etc., susceptibles de donner des ombres semblables à celles des vrais calculs vésicaux.

c) Forme et dimensions de l'ombre. — Un calcul unique de la vessie peut donner une ombre circulaire, ovoïde, elliptique. Le bord de cet ombre est régulier ou bien présente soit des saillies, soit des encoches.

Lorsque les calculs sont multiples, ils peuvent se présenter sous deux aspects bien différents. Dans certaines vessies, les calculs multiples sont plus ou moins régulièrement arrondis ; dans d'autres, les calculs se présentent avec des facettes. Ils donnent des ombres de formes polygonales plus ou moins régulières.

Il est permis d'évaluer approximativement les dimensions de ces ombres en tenant compte des conditions dans lesquelles les épreuves sont obtenues. Ces renseignements sont très précieux et peuvent entrer en ligne de compte dans les indications opératoires. S'il s'agit de minuscules calculs, la radiographie sera en faveur d'une lithotritie, si au contraire l'épreuve indique un énorme calcul, difficile à saisir au lithotriteur, la radiographie sera en faveur de la taille.

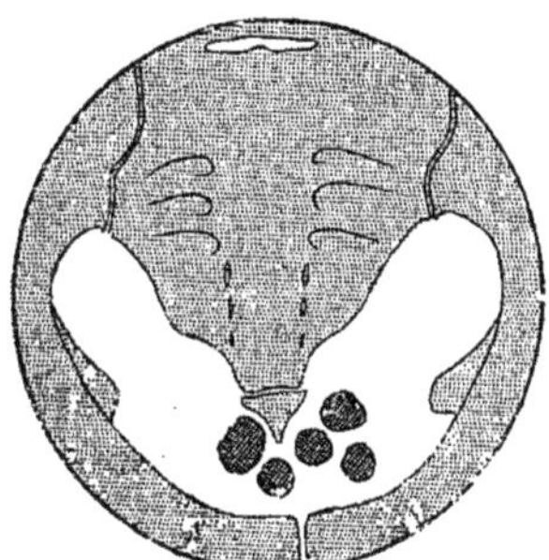
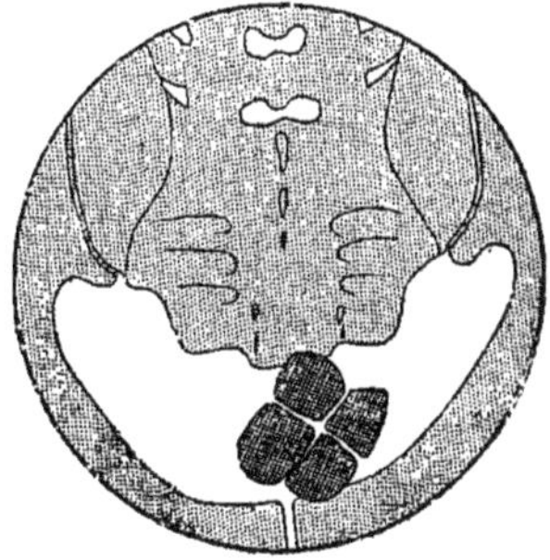

Fig. 69. — Calculs multiples de la vessie, de formes arrondies.   Fig. 70. — Calculs multiples de la vessie, à facettes.

d) Orientation de l'ombre. — Un calcul unique ovoïde généralement se présente avec son grand axe dirigé transversalement. Mais il arrive aussi qu'un calcul de même forme s'oriente avec son grand axe dirigé verticalement. L'orientation de l'ombre n'a donc aucune valeur au point de vue du diagnostic différentiel. Aucune position n'est caractéristique pour les calculs de la vessie.

De même la plupart des calculs, dans une radiographie antéro-postérieure, se présentent de face sous leur plus grande dimension, mais il arrive aussi que d'autres calculs se présentent par la tranche, de profil. La présentation des calculs pendant la radiographie est sans doute en relation avec la morphologie de la vessie, or celle-ci est essentiellement variable.

e) Emplacement de l'ombre. — Chez la plupart des sujets radiographiés horizontalement en décubitus dorsal, l'ombre d'un calcul unique occupe une position médiane à une hauteur variable au-dessus du pubis. Mais il n'est pas rare de voir cette position type se modifier sous l'influence de nombreuses causes. Ainsi le calcul peut très facilement occuper une situation plus basse et donner une ombre qui se superpose en totalité ou en partie à la symphyse pubienne. Les déplacements latéraux ne sont pas rares lorsque les calculs sont multiples, diverticulaires. Ces calculs peuvent se grouper à droite et à gauche de la ligne médiane, ou bien être emprisonnés dans plusieurs cellules vésicales situées latéralement.

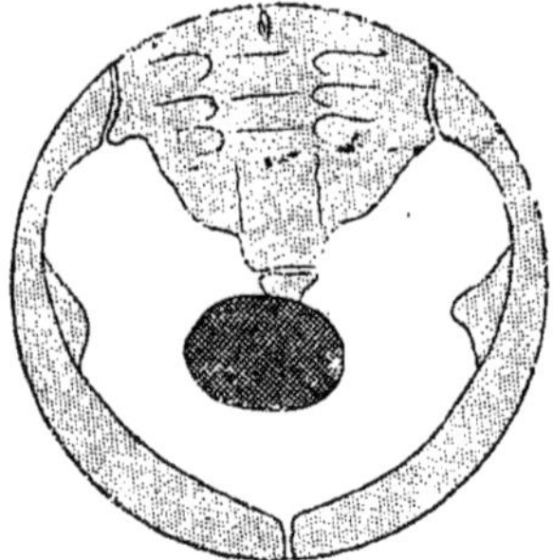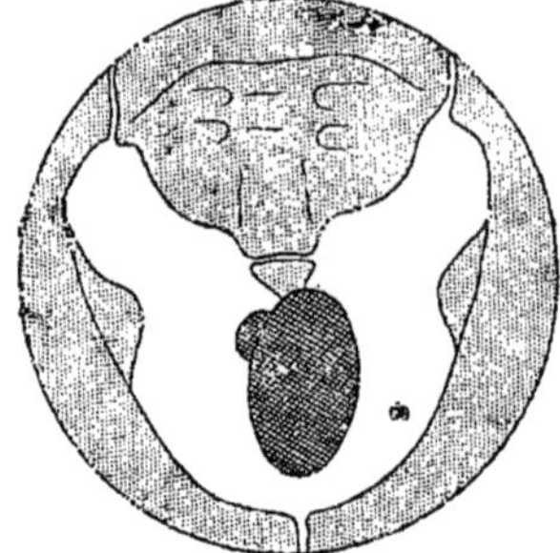

Fig. 71. — Calcul de la vessie à grand axe transversal.　　　Fig. 72. — Calcul de la vessie à grand axe vertical.

Ces modifications dans l'emplacement des calculs vésicaux rendent le diagnostic différentiel très délicat. Un calcul abaissé (fig. 73) peut ressembler beaucoup par son ombre radiographique à celle d'un kyste dermoïde du bas-fond vésical (fig. 74).

f) Mobilité ou fixité des ombres. — Au début de nos recherches, nous avions pensé, basant notre opinion sur un petit nombre de faits, que les calculs urinaires étaient mobiles, que les corps étrangers aux voies urinaires étaient fixes. Cette opinion est vraie pour certains calculs vésicaux et pour certains corps étrangers donnant une ombre au niveau de la cavité pelvienne. Il en est ainsi pour les taches du bassin dues aux calcifications des ligaments sacro-sciatiques dont l'ombre occupe toujours la

même position sur des radiographies successives. Mais cette règle
n'a pas une portée générale comme nous l'indiquerons plus loin.
Plus tard, le professeur Nogier, reprenant cette question, propose de reconnaître les calculs vésicaux d'après leur mobilité.
Cet auteur propose de faire deux radiographies dans la même
position ; pendant leur intervalle, le malade aurait eu le soin de
se déplacer et de se retourner pour mobiliser les calculs contenus dans sa vessie. « Les ombres attribuées à des calculs ont-
elles conservé la même forme, la même position et les mêmes
dimensions, il y a toute probabilité pour qu'il s'agisse de taches
du bassin, les ombres se sont-elles déplacées, il s'agit sûrement
de calculs. »

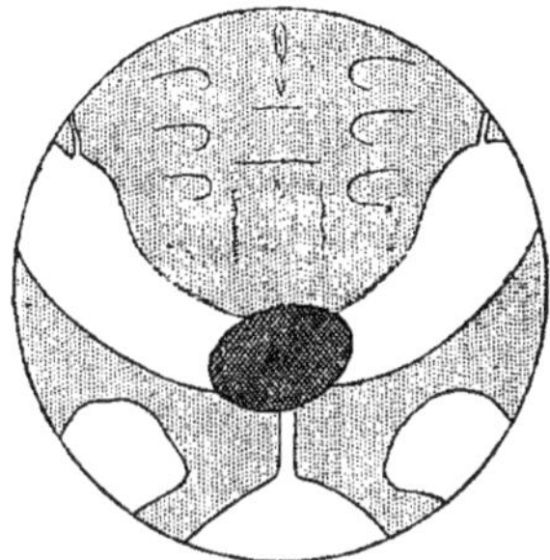

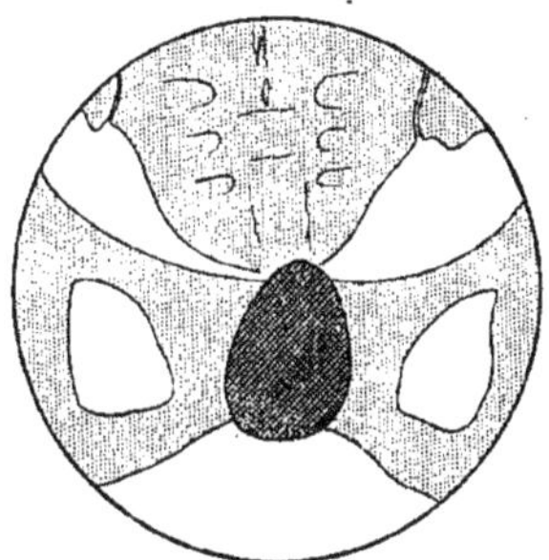

Fig. 73. — Calcul de la vessie en position basse.

Fig. 74. — Kyste dermoïde de la vessie (pris pour un calcul).

Chez certains malades, ce procédé donnera un résultat précis,
mais il est loin d'avoir une portée générale et de donner toujours
un résultat conforme à la réalité des faits.

En étudiant de très nombreuses radiographies de la région vésicale accompagnées de vérifications opératoires, voici les conclusions auxquelles on arrive. Certains calculs libres dans la cavité
vésicale se déplacent d'une radiographie à une autre, si le malade
s'est agité entre les deux épreuves et si la vessie contient une
certaine quantité d'urine (fig. 75-76). D'autres calculs, uniques ou
multiples, libres dans la cavité vésicale retombent à la même place
après les déplacements du malade ; leurs ombres occupent des
positions identiques sur les radiographies successives.

On constate aussi que certains corps étrangers, opaques aux
rayons X, situés en dehors de la vessie, peuvent se déplacer d'une

radiographie à une autre. Il en est ainsi pour les kystes dermoïdes de l'ovaire, les calculs intestinaux, etc. Par contre, les calculs
diverticulaires de la vessie donnent des ombres toujours à la

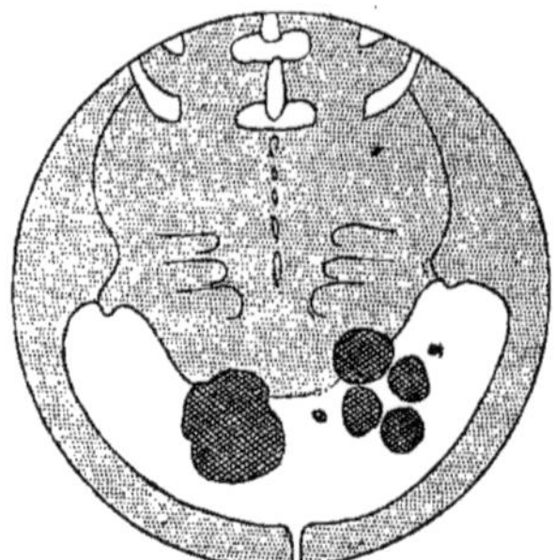

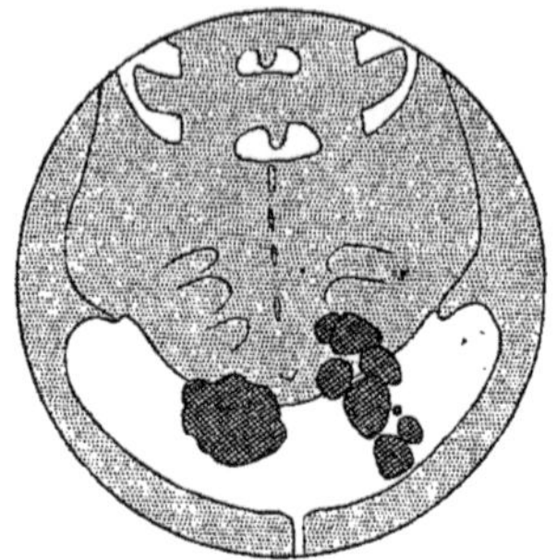

Fig. 75. — Radiographie de calculs multiples de la vessie.

Fig. 76. — Radiographie du même sujet
après déplacement, les ombres de certains
calculs ont changé de place.

même place, quelle que soit la gymnastique à laquelle se soit livré
le sujet entre les diverses épreuves.

Pour ces raisons, la mobilité ou la fixité des ombres portées
au niveau de la région vésicale ne
constituent pas un caractère différentiel d'une portée générale. La
mobilité des ombres est en faveur
de calculs vésicaux mais n'entraîne
pas une certitude absolue. La fixité
de l'ombre peut faire incliner le diagnostic aussi bien en faveur d'un
calcul diverticulaire que d'une tache
du bassin.

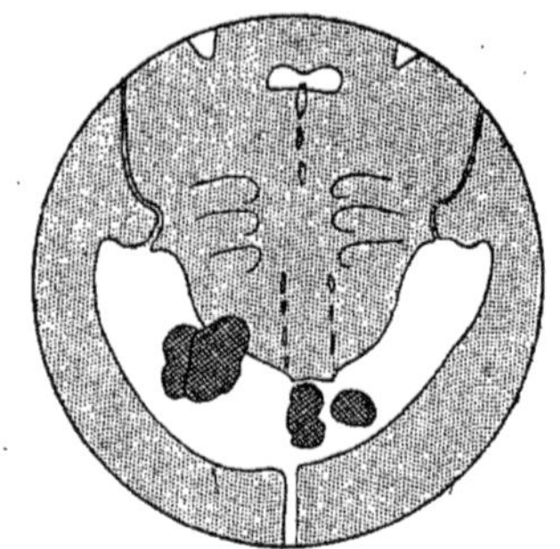

Fig. 77. — Calculs diverticulaires de la
vessie conservant les mêmes positions
dans plusieurs radiographies successives.

3° *Diagnostic différentiel.* —
Comme nous venons de l'exposer,
aucun des caractères de l'ombre
radiographique ne permet de faire à coup sûr le diangostic de
calcul de la vessie.

Chez certains sujets, l'ensemble des caractères de l'image
donne une certitude dans un sens, chez d'autres, il reste un
doute. A l'aide de certains artifices, par les seules lumières de
la radiographie, il est possible quelquefois de trancher la diffi-

culté. Un des meilleurs moyens consiste à mettre en relief les limites de la cavité vésicale, soit par une injection d'oxygène, soit par l'injection d'une certaine quantité de solution de collargol. Lorsque la vessie est ainsi reconnue, il est facile de savoir si l'ombre litigieuse répond à un corps opaque situé à l'intérieur ou à l'extérieur de la vessie. Cette méthode n'a d'intérêt que pour les ombres situées latéralement.

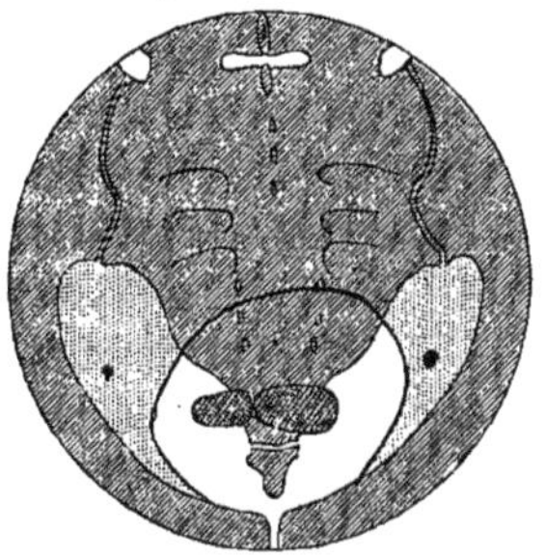

Fig. 78. — Radiographie d'une vessie après injection gazeuse. Deux ombres de calcul visibles dans la vessie. Deux taches du bassin situées en dehors de la cavité vésicale.

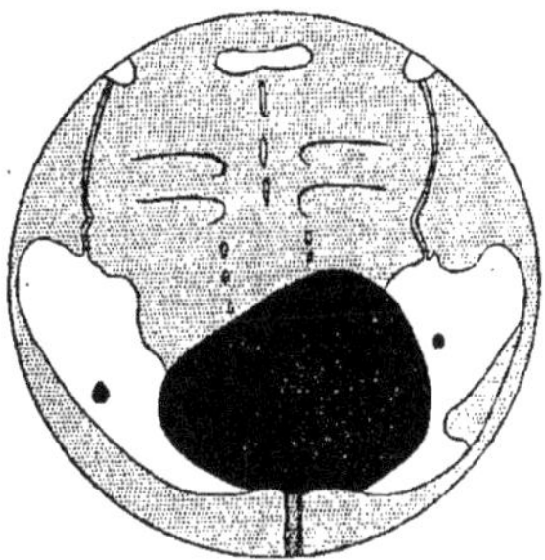

Fig. 79. — Radiographie d'une vessie injectée de collargol. Deux taches du bassin situées en dehors de la cavité vésicale.

Si les ombres douteuses se trouvent au voisinage de la ligne médiane, la méthode se trouve en défaut. Les ombres se superposent. Il ne serait possible de tirer parti d'un semblable examen que par une radiographie transversale ; une épreuve faite dans ces conditions ne donne qu'une épreuve défectueuse en raison de l'opacité de la ceinture pelvienne.

Il ne faut donc pas tout demander à la radiographie ; lorsque ce procédé d'examen aura donné ses indications, il faudra les compléter par l'examen clinique et instrumental. C'est l'association des méthodes d'exploration qui seule permettra de faire un diagnostic exact, complet.

Malgré les lacunes de l'exploration radiographique dans la recherche des calculs vésicaux, cette méthode donne des renseignements que l'exploration clinique et instrumentale ne fournit pas. L'ombre radiographique nous indique approximativement les dimensions, la forme du calcul. Nous savons s'il existe un ou plusieurs calculs. Aucune autre méthode ne peut donner, avant l'intervention, des renseignements aussi précis.

Chez l'enfant, chez les rétrécis, dans toutes les circonstances où le cathétérisme urétéral est impossible ou contre-indiqué, la radiographie est susceptible de faire un diagnostic précis de lithiase vésicale.

Dans les cas de calculs diverticulaires, là où l'explorateur métallique, ou même l'examen cystoscopique ne permet pas de faire le diagnostic, l'exploration radiographique donnera des renseignements très exacts.

Pour ces raisons, tout malade susceptible de lithiase urinaire doit être examiné par la radiographie au niveau de la vessie. Bien souvent cet examen sera superflu ou jugé tel. Mais il ne faut pas oublier que la connaissance et l'étude des cas faciles permettent de débrouiller dans certaines circonstances les cas les plus complexes et les plus délicats.

V. — Calculs de la prostate et de l'urètre.

Le diagnostic radiographique des calculs prostatiques a été particulièrement bien étudié par Pasteau au congrès de l'Association française d'urologie en 1913. N'ayant pas eu l'occasion d'en observer, nous donnerons simplement le résumé de cet excellent travail.

Comparant les positions types occupées par les calculs de la vessie et de la prostate, M. Pasteau admet avec Guyon que les petits calculs vésicaux sont logés généralement dans les cornes latérales de la vessie ; les calculs prostatiques, au contraire, se rencontrent au voisinage de la ligne médiane.

Analysons de plus près la question. S'il s'agit de calculs urinaires arrêtés dans l'urètre prostatique, l'ombre portée est médiane. Mais s'il s'agit de vrais calculs prostatiques, les ombres sont situées latéralement de chaque côté de l'urètre prostatique, elles forment deux groupes situés latéralement.

Les calculs migrateurs de l'urètre sont généralement allongés, les calculs prostatiques arrondis, comme des grains de plomb.

Le diagnostic différentiel entre les calculs de la prostate et ceux de la vessie est quelquefois délicat. Il arrive en effet que de petits calculs de la vessie s'accumulent dans le bas-fond vésical, leurs ombres occupent alors la même place que celles des calculs de la prostate.

Pour trancher le problème, il suffit de remplir la vessie avec une solution de collargol, l'ombre du collargol englobe celles des calculs vésicaux. En utilisant une incidence normale à la paroi abdominale, l'ombre des calculs de la prostate se dessine à travers celle des os du pubis, séparée nettement de l'ombre vésicale par une zone claire.

Par la radiographie, nous savons s'il existe des calculs dans un des lobes ou dans les deux lobes de la prostate, si ces calculs sont uniques ou multiples, petits ou volumineux. La situation médiane de l'ombre est en faveur d'un calcul de l'urètre.

CHAPITRE VIII

LOCALISATION RADIOGRAPHIQUE DES PROJECTILES DE GUERRE

Avant août 1914, il était rare de trouver des blessés porteurs de projectiles au niveau des voies urinaires, nous n'avons jamais eu l'occasion d'en rencontrer un seul.

En cherchant dans la littérature, on trouve une première utilisation de la radiographie en 1896 pour la recherche et la localisation d'une balle de revolver au niveau du rein. Adenot localisait le projectile et en pratiquait secondairement l'extraction. Il est sans intérêt de relater les quelques recherches isolées publiées dans la suite.

Chargé depuis le premier jour de la mobilisation jusqu'en janvier 1917 du service de radiographie à l'hôpital militaire Desgenettes, nous avons pu étudier méthodiquement la recherche, la localisation et l'extraction des projectiles de guerre logés au niveau des voies urinaires.

I. — MÉTHODE GÉNÉRALE DE LOCALISATION.

Lorsqu'un homme présente soit une blessure par projectile au niveau de ses voies urinaires, soit des troubles urinaires, hématurie ou rétention, à l'occasion d'une blessure située à distance, il est indispensable de pratiquer un examen de la totalité des voies urinaires.

Il est inutile, pour la recherche d'un corps étranger métallique, d'avoir recours à la technique décrite pour la recherche des calculs urinaires. Un projectile métallique, à volume égal, est beaucoup plus visible qu'un calcul urinaire.

Le malade est placé simplement dans le décubitus dorsal, la radiographie est faite en période d'apnée.

Nous spécifions qu'il est important de s'abstenir de toute compression qui peut modifier les rapports des divers plans anatomiques. Lorsque nous recherchons un calcul urinaire, nous savons qu'il est dans un calice, dans le bassinet ou l'uretère, nous connaissons sa situation anatomique. Il est sans importance que la compression déplace plus ou moins le rein, l'uretère. Au contraire, nous avons intérêt à respecter au maximum les rapports des divers plans anatomiques lorsque nous avons à localiser la situation et les rapports anatomiques d'un projectile de guerre qui peut occuper une situation quelconque. Toutes nos localisations ont été faites sans compression.

Pour les projectiles de la région rénale, il est très important de faire la radiographie en un temps inférieur à la période d'apnée. Avec des temps de pose longs, la mobilité du rein peut faire disparaître complètement l'ombre du projectile.

Nous avons utilisé les méthodes les plus simples, nous n'avons eu recours à aucun appareil spécial; en particulier nous avons systématiquement laissé de côté les divers compas localisateurs. La précision attribuée à ces appareils est mise en défaut par la mobilité rénale, par la technique opératoire habituellement suivie.

Un rein, par exemple, est mobile de 4 à 5 centimètres avec les mouvements respiratoires. Il est illusoire de chercher à préciser le siège exact d'un projectile inclus dans son épaisseur au moyen d'une tige fixe.

Lorsqu'un chirurgien aborde le rein pour extraire un projectile intrarénal, il n'incise pas le rein au fond de sa loge, mais il l'extériorise. Que deviennent alors les indications fournies par la tige d'un compas, quel que soit son modèle?

Nous nous sommes efforcé d'utiliser les moyens physiques fournis par la radiographie, les signes cliniques présentés par les blessés pour localiser anatomiquement le siège du projectile. Nous avons demandé ensuite aux chirurgiens avec lesquels nous opérions de pratiquer une recherche conduite anatomiquement.

Notre conception de la recherche des projectiles est toute différente de celle qui consiste à creuser un trou au-devant de la pointe d'un compas ayant la prétention de conduire automatiquement sur le projectile.

Voici les divers procédés auxquels nous nous sommes adressé pour localiser anatomiquement les projectiles visibles en superposition avec l'un quelconque des segments des voies urinaires.

A. — LOCALISATION EN PROFONDEUR. — Nous avons utilisé la méthode bien connue de tous les radiographes qui consiste essentiellement à faire deux épreuves de la même région, sur la même plaque, le sujet restant immobile. Entre la 1re et la 2e épreuve l'ampoule est déplacée parallèlement à la plaque d'une longueur connue[1].

Nous obtenons ainsi deux projections. Par la mesure sur la plaque du déplacement de l'ombre du projectile, il est facile de calculer la distance du projectile à la plaque.

Prenons un exemple simple, purement géométrique, la pointe d'une balle. Soit P le projectile à localiser, RN le rayon normal d'incidence, A la position de l'anticathode lors de la première épreuve, A′ la position de l'anticathode lors de la seconde épreuve. Nous connaissons le déplacement de l'anticathode D, la distance de l'anticathode à la plaque h.

Nous mesurons sur la plaque le déplacement de l'ombre du projectile, soit d la distance OO′.

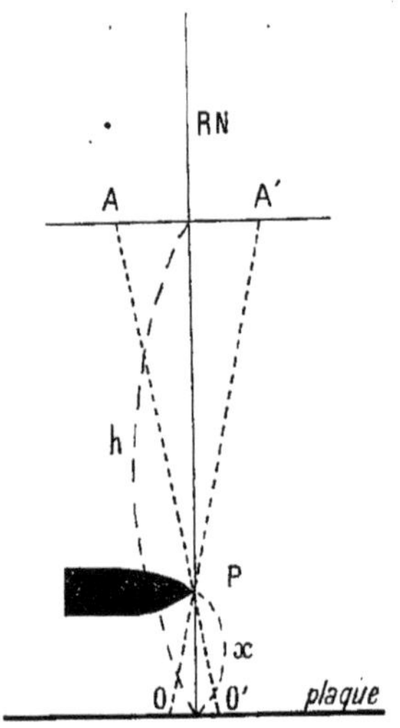

Fig. 80. — Construction géométrique d'une localisation en profondeur par déplacement de l'ampoule parallèlement à la plaque.

Nous désignons par x la distance du corps étranger à la plaque qui est précisément l'inconnu du problème.

Nous avons ainsi une construction graphique bien connue en géométrie plane : deux triangles semblables opposés par le sommet.

1. Méthode de Buguet et Gascard. — Détermination par les rayons X de la profondeur où siègent les corps dans les tissus. *Compte rendu A. des Sciences, 3o mars 1896.*

Nous pouvons écrire

$$\frac{D}{d} = \frac{h-x}{x}$$

d'où

$$x\,D = d\,h - d\,x.$$

$$x = \frac{d\,h}{D+d}.$$

Nous avons donc très facilement la valeur de x, c'est-à-dire la distance du projectile à la plaque.

Dans un laboratoire organisé pour la localisation des projectiles de guerre, ces calculs se font en un temps beaucoup plus court qu'il ne le faut pour l'expliquer.

Sur la plaque, les déplacements d'ombre se mesurent au moyen d'un compas et d'un décimètre.

La distance anticathode-plaque, le déplacement de l'ampoule sont toujours les mêmes. Un barème donne immédiatement les distances ou profondeurs du projectile correspondant aux déplacements d'ombres. Après divers essais, nous avons adopté pour toutes nos localisations : $h = 60^{cm}$, $D = 10^{cm}$. Voici les valeurs de x, d étant connu par lecture sur la plaque radiographique.

d	x	d	x	d	x
1 mm	5 mm,9	18 mm	91 mm,5	35 mm	155 mm,5
2	11 7	19	95 7	36	158 8
3	17 4	20	100	37	162
4	23	21	104 1	38	165 2
5	28 5	22	108 1	39	168 3
6	33 9	23	112 1	40	171 4
7	39 2	24	116 1	41	174 4
8	44 4	25	120	42	177 4
9	49 5	26	123 8	43	180 4
10	54 5	27	127 5	44	183 3
11	59 4	28	131 2	45	186 2
12	64 2	29	134 8	46	189
13	69	30	138 4	47	191 8
14	73 6	31	141 9	48	194 5
15	78 2	32	145 4	49	197 3
16	82 7	33	148 7	50	200
17	87 1	34	152 2		

Dans la pratique, pour faire une localisation utilisable chirurgicalement, il est indispensable de prendre deux précautions. Avant de procéder à la double épreuve, il faut :

1° Disposer l'ampoule de façon que le rayon normal d'incidence passe par le projectile.

2° Fixer à la peau du sujet, au moyen d'un morceau de leucoplaste, un index métallique au point d'entrée et de sortie du rayon normal d'incidence.

Ces précautions étant prises, la radiographie donnera toutes les indications utiles pour la recherche chirurgicale du projectile.

Les index métalliques auront matérialisé sur la radiographie la position dans l'espace de la surface cutanée dorsale et ventrale. Ils permettront de calculer très exactement la distance du projectile à la peau.

En effet, il ne suffit pas de calculer la distance du projectile à la plaque. Cette distance n'est pas la profondeur du projectile dans les tissus toutes les fois que la surface cutanée n'est pas au contact de la plaque radiographique. En raison de l'ensellure lombaire, il arrive très souvent que la surface cutanée de la région lombaire se trouve à un ou plusieurs centimètres de la plaque.

Pour avoir la profondeur exacte du projectile dans les tissus, il faut déduire de la distance du projectile à la plaque celle de la peau à la plaque.

Les index métalliques fixés à la peau ont un autre but, celui de traduire visiblement le niveau du projectile. Ainsi, par exemple, une radiographie montre un projectile à la hauteur de l'apophyse transverse de la IIIe lombaire dans la loge du psoas. Si le radiographe se contente de dire au chirurgien que le projectile est au niveau de l'apophyse transverse de la IIIe lombaire, il arrivera très souvent que la recherche opératoire sera faite trop haut ou trop bas. Pour éviter ces erreurs de transposition entre l'épreuve radiographique et le sujet, nous avons pris l'habitude de marquer le niveau du projectile non par l'index de plomb qui se détache, se perd ou disparaît d'une façon quelconque, mais par un circulaire tracé à l'encre.

De cette façon le niveau du projectile reste visible pendant toute l'opération. Il n'est plus question de voir les recherches s'égarer plus haut ou plus bas.

Une croix sur ce circulaire indique l'entrée du rayon normal d'incidence passant par le projectile (fig. 100, page 149).

B. — Recherche de la mobilité du projectile. — La détermination exacte de la distance d'un projectile à la surface cutanée ne fournit pas tous les éléments nécessaires pour faire une localisation anatomique. Chez un sujet nous ne connaissons pas l'épaisseur de chaque plan anatomique. La radiographie, d'autre part, ne nous montre pas les limites de ces plans.

En étudiant la mobilité d'un projectile, nous arrivons généralement par les caractères de cette mobilité à reconnaître le plan anatomique dans lequel il est inclus.

Au niveau de la région lombo-rénale, la mobilité respiratoire donne des renseignements de tout premier ordre. Nous radiographions le sujet en inspiration, puis en expiration, en évitant tout autre déplacement. Pour que l'épreuve soit valable, il faut que l'ombre radiographique de la colonne lombaire soit parfaitement nette.

Au niveau de la vessie, le déplacement du sujet peut amener un changement de position, d'orientation d'un corps étranger libre dans la cavité vésicale.

C. — Localisation du projectile par rapport a une sonde opaque. — Lorsque les deux méthodes précédentes laissent des doutes sur la situation du projectile, il est facile de préciser davantage en faisant une nouvelle localisation par déplacement d'ampoule après introduction d'une sonde opaque aux rayons X soit dans le rein, soit dans l'uretère, soit dans la vessie. Nous obtenons ainsi non seulement la situation du projectile par rapport à la plaque, à la surface cutanée, mais aussi par rapport à la sonde qui devient un véritable index interne. Nous pouvons facilement dire si le projectile est au contact de la sonde, en avant ou en arrière. Ces renseignements sont, au point de vue chirurgical, de toute première importance. Ils indiquent s'il faut chercher le projectile à la face antérieure ou bien à la face postérieure du hile du rein. Ils donnent des précisions anatomiques suffisantes pour fixer à l'avance, dans ses moindres détails, le plan opératoire.

D. — Utilisation de la radioscopie. — Lorsque le projectile a été localisé par les divers moyens que nous venons d'indiquer, habituellement sa recherche opératoire est aussi simple que rapide. Mais en présence d'un très petit éclat difficile à sentir par le toucher, dans le cas aussi d'un diagnostic douteux pour une raison quelconque, il est indiqué d'opérer le blessé sur une table disposée pour la radioscopie opératoire. Lorsque l'incision est faite et que le doigt du chirurgien ne rencontre pas le projectile, un examen radioscopique de quelques secondes suffit pour orienter les recherches et les faire aboutir.

En résumé, la localisation d'un projectile visible en superposition avec l'un des segments des voies urinaires repose sur sa profondeur, sur sa mobilité, sur ses rapports avec un cathéter opaque aux rayons X et radiographié en place. Pendant la recherche, la radioscopie opératoire précise le siège exact du projectile.

L'étude méthodique des projectiles de chaque région donnera les caractéristiques des localisations de chaque plan anatomique.

II. — Région rénale.

Lorsqu'une balle ou un éclat d'obus sont visibles en superposition avec la région rénale, le problème de localisation consiste à dire si ce projectile est en arrière de la loge rénale dans l'épaisseur de la paroi lombaire, dans la loge rénale, en arrière du rein, dans le rein lui-même ou en avant du rein sous le péritoine. D'autres projectiles également visibles en superposition avec la région rénale peuvent se trouver dans un plan plus antérieur, dans l'abdomen par exemple. Nous n'étudierons pas ici leur localisation.

A. — Projectiles de la paroi lombaire. — Nous avons eu l'occasion de localiser et de faire extraire un certain nombre de projectiles de la paroi lombaire. La localisation repose sur deux données :

1º La distance du projectile à la surface cutanée dorsale.

2º La mobilité du projectile sous l'influence des mouvements respiratoires.

Nous n'avons en vue que la portion de la paroi lombaire comprise entre le bord inférieur de la 12° côte, le cul-de-sac pleural, et le bord supérieur de la crête iliaque.

Habituellement ces projectiles, situés *en arrière* de la loge rénale, se trouvent à une distance de la surface cutanée dorsale inférieure à 40 millimètres.

Dans la portion de la paroi lombaire qui s'incurve latéralement pour rejoindre la paroi abdominale, c'est-à-dire *en dehors* de la loge rénale, la localisation montre certains projectiles à 60 millimètres de la surface cutanée dorsale. Il faut bien se rendre compte qu'à ce niveau la paroi n'a pas cette épaisseur lorsqu'elle est mesurée perpendiculairement à sa surface. Le rayon normal d'incidence à la plaque coupant très obliquement la paroi la traverse dans une épaisseur beaucoup plus grande.

Pour certains projectiles situés latéralement, ou à une profondeur limite, il est donc très difficile, sinon impossible de dire s'ils sont dans la paroi ou dans la loge rénale.

Pour préciser le diagnostic, il faut recourir au second moyen indiqué et radiographier le sujet en inspiration, puis en expiration.

Un projectile de la paroi lombaire, dans les mouvements respiratoires, se déplace d'une faible longueur, de quelques millimètres seulement, ce déplacement est voisin de celui de l'index métallique fixé à la peau.

Dans l'inspiration, le projectile et l'index s'élèvent, dans l'expiration, ils s'abaissent. Ces mouvements sont inverses de ceux que fait un projectile situé dans la loge rénale.

Voici un exemple de localisation. La figure 81 nous représente une localisation par déplacement d'ampoule. Nous constatons que les ombres du projectile se sont déplacées de 10 millimètres, celles de l'index de 3 millimètres. En nous reportant au barème, nous trouvons que le projectile est à 54 millimètres de la plaque, l'index à 17 millimètres. Par la différence de ces deux résultats, nous savons que le projectile est à 37 millimètres de la surface cutanée dorsale.

La notion de profondeur seule n'est pas concluante, le projectile peut aussi bien se trouver à la face profonde de la paroi que dans la loge rénale. Il se trouve à une profondeur limite de deux régions.

Si alors nous examinons à nouveau le sujet en inspiration, puis en expiration, nous constatons (fig. 82) que le projectile a subi un déplacement vertical sensiblement égal à celui de l'index cutané.

De ces deux données, profondeur et mobilité respiratoire, nous concluons que le projectile est dans l'épaisseur de la paroi

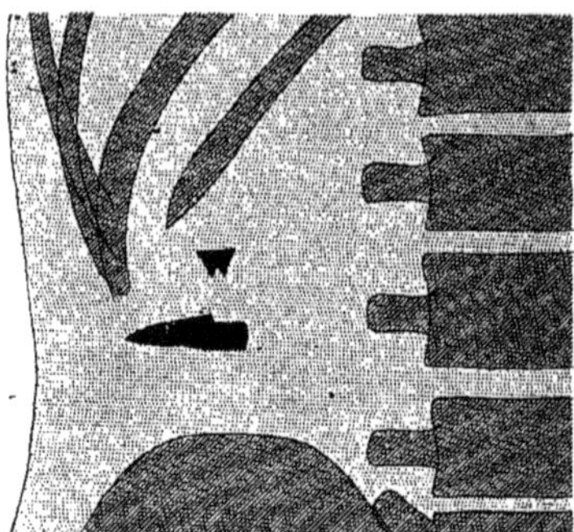

Fig. 81. — Localisation d'une balle dans la paroi lombaire $d =$ 10^{mm}, index = 3^{mm}.

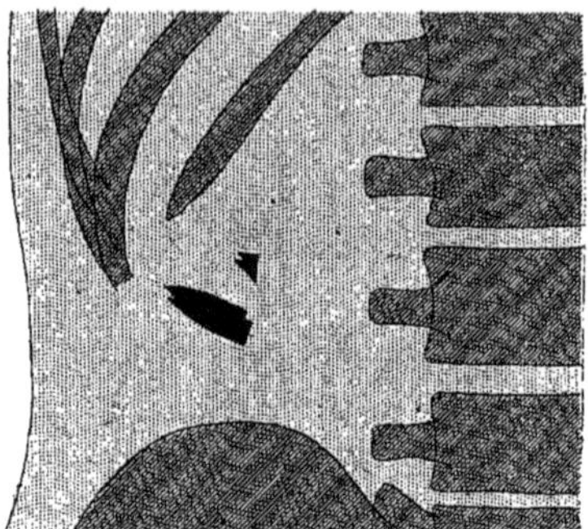

Fig. 82. — Radiographie en inspiration, expiration du même projectile.

lombaire, vers sa face profonde, mais en dehors de la loge rénale (confirmation opératoire).

B. — Projectiles de la loge rénale, en arrière du rein. — Comme il est naturel de le penser, ces projectiles sont plus profondément situés que ceux de la paroi lombaire. Nous aurons en vue les projectiles inclus dans l'épaisseur de la *capsule adipeuse* du rein.

Nous localisons ces projectiles d'après leur profondeur et leur mobilité. Prenons un exemple. Voici une balle de fusil située au niveau de la 1re lombaire à 2 centimètres en dehors de l'extrémité de l'apophyse transverse. Une localisation en profondeur (fig. 83) par déplacement de l'ampoule montre que le talon de la balle est à 54 millimètres de la plaque. L'index placé au niveau de la surface cutanée dorsale n'a subi aucun déplacement. L'un et l'autre se trouvaient donc au contact de la plaque. Nous avons sans autre calcul la profondeur du projectile.

Une épreuve faite en inspiration, puis en expiration (fig. 84) indique que la balle s'est déplacée verticalement de 2 centimètres environ. Elle s'est abaissée dans l'inspiration, s'est élevée dans l'expiration. La XIIe côte a conservé sensiblement, à 2 millimètres près, la même position.

En tenant compte de la profondeur du projectile, de sa mobilité, il est permis de formuler le diagnostic suivant : balle de

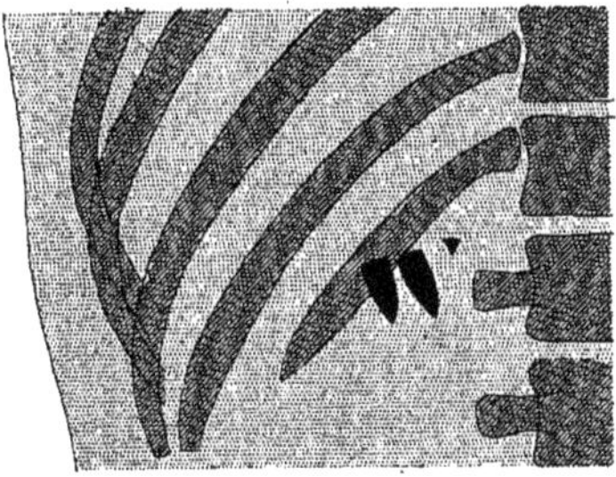

Fig. 83. — Localisation d'une balle dans la capsule adipeuse, en arrière du rein $d = 10^{mm}$.

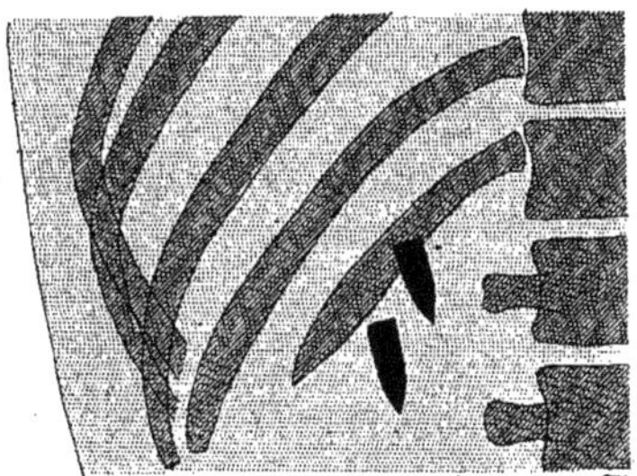

Fig 84. — Radiographie en inspiration, expiration du même projectile.

fusil située dans la loge rénale, en arrière du rein, dans l'épaisseur de la capsule adipeuse (confirmation opératoire).

Quatre projectiles situés en arrière du rein (fig. 85) dans la

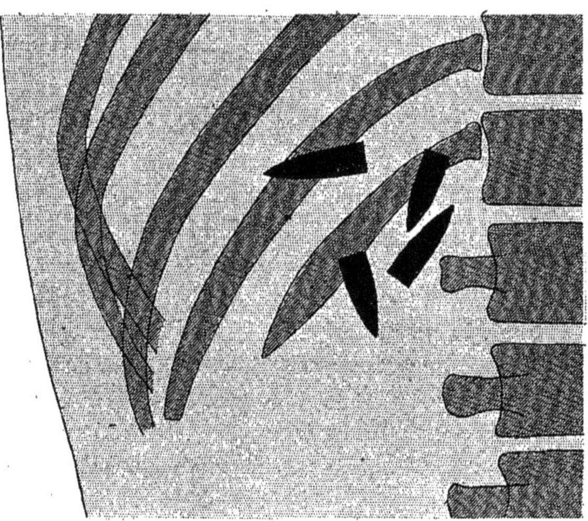

Fig. 85. — Schéma sur lequel ont été figurées quatre balles situées dans la loge rénale, en arrière du rein, chez quatre blessés.

capsule adipeuse se sont présentés chez quatre blessés différents dans des conditions analogues. Leur profondeur a varié de 50 à

6o millimètres, leur déplacement respiratoire de 15 à 3o millimètres. La plus élevée, visible en superposition avec la XIᵉ côte, était tout à fait au sommet de la loge rénale, plus ou moins adhérente avec la face inférieure du diaphragme. Nous l'avons fait extraire à l'hôpital Saint-Joseph par M. Goullioud comme les autres par une incision d'exploration rénale, sans ouvrir la plèvre. Cet exemple montre comment une localisation anatomique conduit au projectile par une voie simple, la moins dangereuse pour le blessé.

Si, dans ce cas, l'on avait voulu prendre le plus court chemin et aller droit au projectile, l'opérateur aurait été amené à ouvrir la plèvre et à traverser le diaphragme.

C. — Projectiles de la loge rénale, en avant du rein. — Dans un plan plus antérieur se rencontrent les projectiles situés en avant du rein, dans la loge rénale ou tout au moins en dehors de la cavité péritonéale. Lorsque des adhérences sont venues modifier la région, il est très difficile de préciser exactement, au cours d'une intervention, le siège exact des corps étrangers. Les projectiles découverts en avant du rein ont semblé moins mobiles que ceux situés en arrière. Il est difficile d'en préciser les raisons. Les deux blessés que nous avons fait opérer avec succès avaient déjà subi antérieurement une tentative infructueuse d'extraction par suite d'une localisation inexacte.

Le premier blessé était porteur d'un éclat situé à la hauteur de l'interligne séparant la Iʳᵉ de la IIᵉ vertèbre lombaire, à 5 centimètres en dehors de l'extrémité des apophyses épineuses. Une localisation par déplacement d'ampoule (fig. 86) indique que cet éclat est situé à 82-1o8 millimètres de la plaque, suivant le point considéré. Le sujet radiographié en inspiration, puis en expiration fait constater que l'éclat a subi un déplacement vertical de 15 millimètres environ (fig. 87),

En comparant ces données et en les analysant, on arrive à situer le projectile en avant du rein à la limite de la cavité péritonéale. L'intervention pratiquée par M. le Pʳ Patel (Laparotomie sous-péritonéale) vient confirmer ces prévisions et fait découvrir un morceau de chemise de balle juste en avant du pôle supérieur du rein.

Quelques mois plus tard, un malade semblable était adressé

à l'hôpital militaire Desgenettes pour localisation, par M. le
Pr Rochet. Ce blessé, examiné antérieurement par un de nos

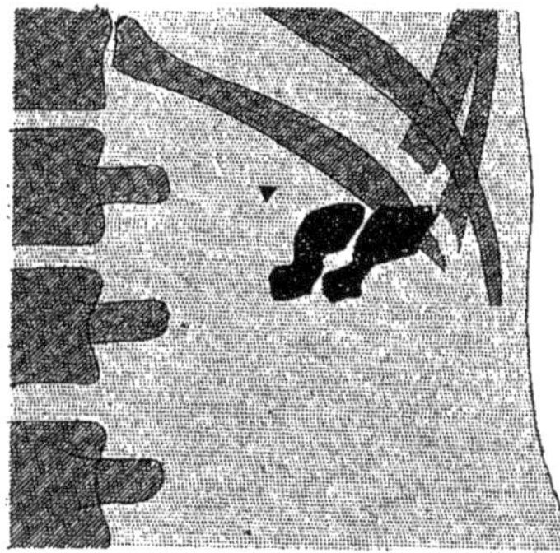

Fig. 86. — Localisation d'une balle située
en avant du rein $d = $ 16-22.

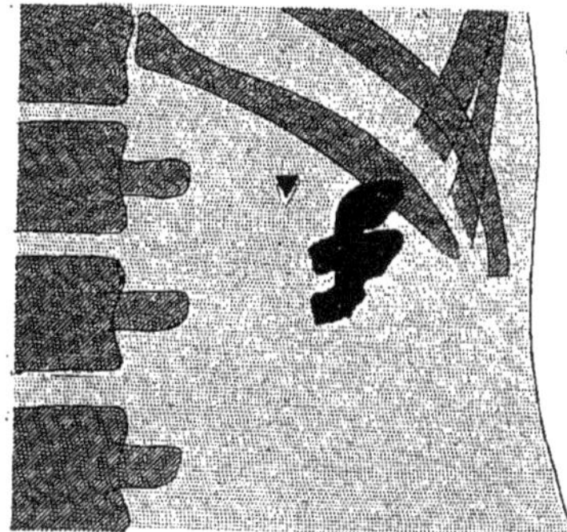

Fig. 87. — Radiographie en inspiration,
expiration du même projectile.

collègues, avait été opéré par une incision lombaire à la suite
d'une localisation indiquant que le projectile était en arrière et

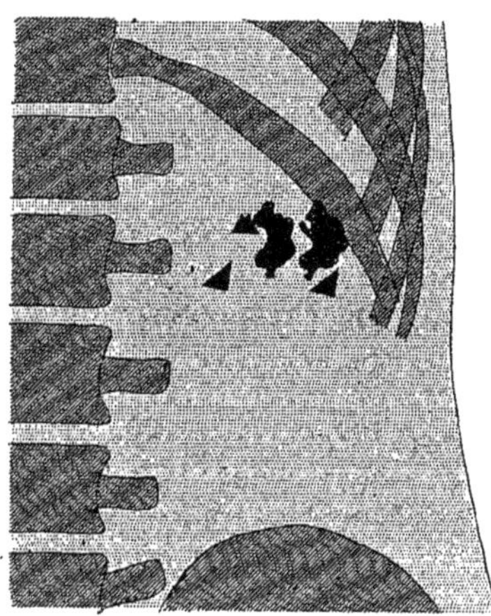
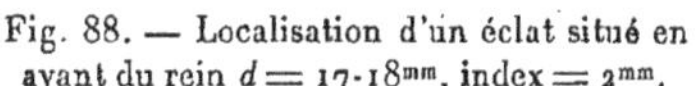

Fig. 88. — Localisation d'un éclat situé en
avant du rein $d = $ 17-18^{mm}, index $= $ 2^{mm}.

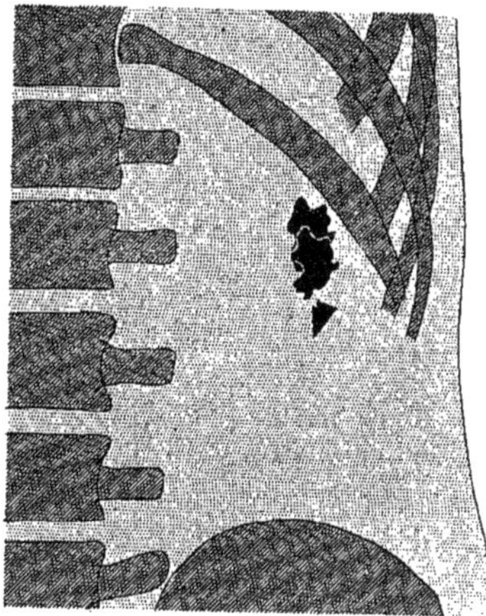

Fig. 89. — Radiographie en inspiration,
expiration du même projectile.

au voisinage du bassinet. L'intervention n'avait pas fait découvrir le projectile.

Une nouvelle radiographie, faite sans compression dans le
décubitus dorsal, montrait un éclat métallique très irrégulier, à

la hauteur de la IIe lombaire et à 5 centimètres en dehors de l'extrémité des apophyses transverses (fig. 88). Une localisation en profondeur, déduction faite de la distance de la surface cutanée à la plaque par suite d'ensellure lombaire, indiquait que l'éclat était à 76-80 millimètres de la surface cutanée dorsale.

Les radiographies en inspiration et expiration donnaient un déplacement vertical de l'ombre de 10 millimètres environ (fig. 89). Ces données, comme situation et comme mobilité, étaient comparables à l'exemple précédent. Le diagnostic fut ainsi formulé : éclat métallique situé en avant du pôle supérieur du rein, au niveau de son bord convexe, extrapéritonéal.

L'intervention itérative, pratiquée par MM. Rochet et Durand, permit d'extraire sans difficulté aucune cet éclat situé en avant du rein. Une laparotomie sous-péritonéale conduisit rapidement sur le projectile.

D. — Projectiles intrarénaux. — Il est plus rare de rencontrer à l'intérieur des blessés porteurs de projectiles au niveau du rein lui-même. Il est probable que la gravité de telle blessure oblige à des interventions hâtives. Nous avons réuni trois observations.

Le premier blessé présentait un petit éclat d'obus à la hauteur de la IIIe vertèbre lombaire, à 4 centimètres en dehors de l'apophyse transverse droite. Une localisation par déplacement d'ampoule (fig. 90) montrait que la surface cutanée dorsale était à 28 millimètres de la plaque, et l'éclat à 87 millimètres. En faisant la différence on plaçait l'éclat à une profondeur de 59 millimètres par rapport à la surface cutanée dorsale.

En radiographiant le blessé en inspiration, puis en expiration, on constatait que l'éclat se déplaçait verticalement sur une longueur de 55 millimètres (fig. 91).

D'autre part, en interrogeant le blessé, on apprenait qu'à la suite de sa blessure il avait présenté de l'hématurie pendant plus d'un mois. Le rein avait donc été touché.

En réunissant ces diverses données : profondeur du projectile, mobilité respiratoire, hématurie consécutive à la blessure, il était logique de songer à projectile situé dans le rein lui-même. La situation topographique du projectile indiquait une blessure du pôle inférieur du rein, la faible corpulence du sujet était en faveur d'une blessure à la face antérieure du rein.

D'après ces données, le rein est abordé par laparotomie sous-péritonéale et l'éclat est aussitôt découvert incrusté à la face antérieure du rein.

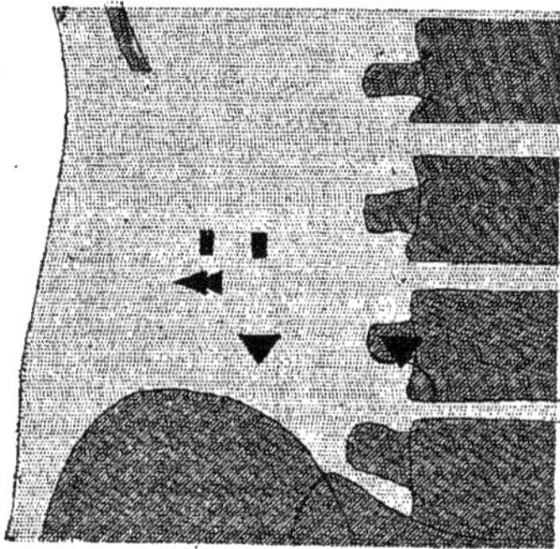

Fig. 90. — Localisation d'un éclat incrusté à la face antérieure du rein $d = 17^{mm}$, index$= 5^{mm}$.

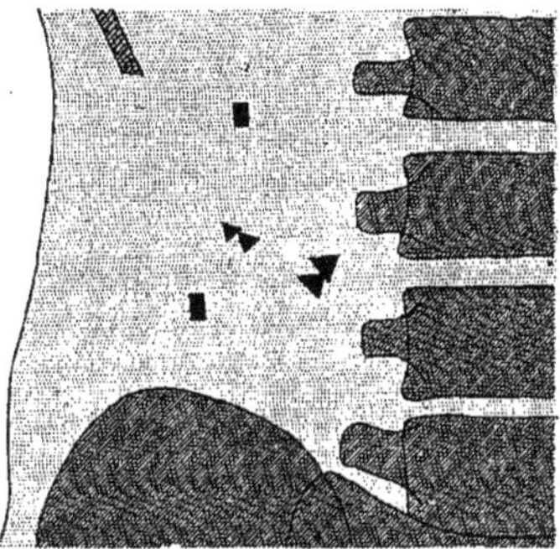

Fig. 91. — Radiographie en inspiration, expiration du même éclat.

La seconde observation se rapporte à un blessé montrant sur sa radiographie un éclat d'obus situé à la hauteur de l'interligne

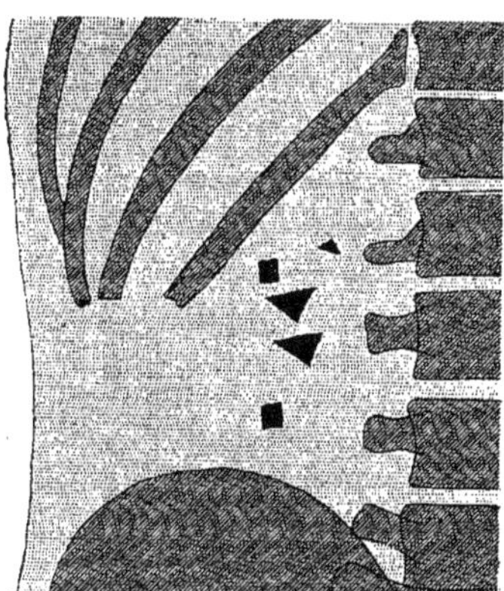

Fig. 92. — Localisation d'un éclat d'obus intrarénal $d = 17\text{-}19^{mm}$, index $= 3^{mm}$.

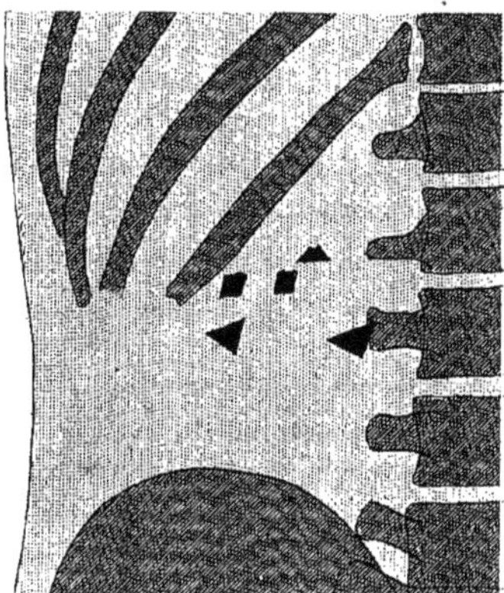

Fig. 93. — Radiographie en inspiration, expiration du même éclat.

séparant la IIe de la IIIe vertèbre lombaire et à 8 centimètres de la ligne médiane. La localisation est pratiquée après fixation d'index sur la paroi cutanée, ventrale et dorsale (fig. 92).

On constate que l'épaisseur du sujet est de 174 millimètres au niveau de la région rénale, que l'éclat d'obus est à 70-78 millimètres en avant de la surface cutanée dorsale.

La radiographie en inspiration-expiration montre que l'éclat se déplace verticalement de 50 millimètres environ (fig. 93).

Par comparaison avec les cas précédents, nous pensons à un éclat d'obus situé à la face antérieure du rein, sous-péritonéal.

A l'intervention pratiquée par Rafin, le corps étranger est trouvé

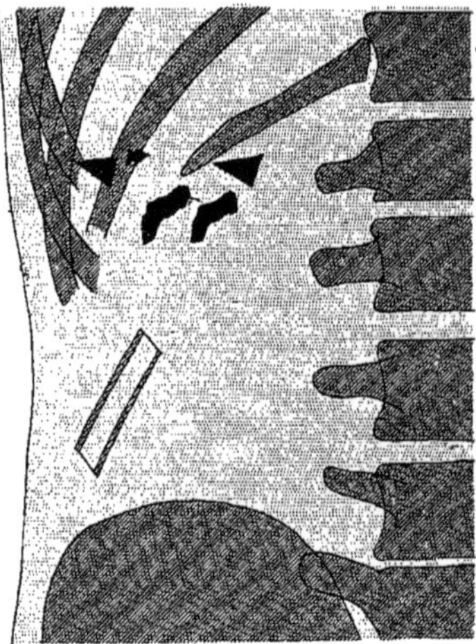

Fig. 94. — Localisation d'un éclat d'obus intrarénal $d = $ 15-16^{mm}, index $=$ 2^{mm}.

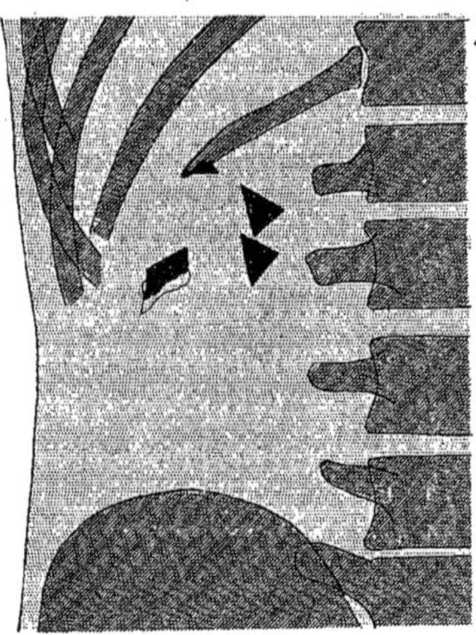

Fig. 95. — Radiographie en inspiration, expiration du même éclat.

dans le parenchyme rénal lui-même au voisinage du pôle inférieur.

Le troisième blessé présentait un éclat d'obus à la hauteur de l'interligne séparant la Ire vertèbre lombaire de la IIe. La situation de cet éclat n'était pas fixe ; sur une autre épreuve, il paraissait plus bas au niveau de la IIe lombaire à 9 centimètres de la ligne médiane.

Au moment de l'examen de ce blessé, il existait encore une plaie opératoire ancienne et un drain. La situation et la mobilité du rein pouvaient donc être modifiées par des adhérences.

La localisation est pratiquée par déplacement d'ampoule après fixation d'index à la peau, côté ventral, côté dorsal (fig. 94). D'après les déplacements d'ombres, on constate qu'au niveau du rein le sujet a une épaisseur de 185 millimètres et que l'éclat est situé à 67-72 millimètres en avant de la surface cutanée dorsale.

L'épreuve en inspiration, expiration, montre un faible déplacement vertical de l'ombre du projectile : 5 millimètres environ (adhérences probables dues à une première intervention et à la présence d'un drain) (fig. 95).

A la suite de sa blessure, à l'ambulance, le malade raconte que ses urines ont été examinées, et que l'on n'a pas trouvé de sang. Actuellement on trouve des globules de pus dans le culot de centrifugation (Rafin). Il est donc probable que le rein a été touché.

En comparant les résultats de la localisation, de la mobilité respiratoire, en tenant compte de la présence de pus dans les urines, il était logique de poser le diagnostic suivant : Éclat d'obus situé à la face antérieure du rein, au voisinage de son pôle supérieur. Le malade fut opéré par Rafin et l'éclat trouvé dans la substance corticale du rein empiétant dans le bassinet.

La découverte du projectile fut facile. La palpation de la face antérieure du rein donnait une sensation dure, révélatrice du projectile. Une incision de 3 à 4 centimètres sur le bord circonférentiel du rein permit d'arriver, sans aucune recherche inutile, sur le fragment d'obus.

E. — Projectiles au voisinage du hile du rein. — Lorsque la radiographie montre un projectile au voisinage du hile du rein, c'est-à-dire en superposition avec l'apophyse transverse de la IIᵉ lombaire, ou à une faible distance de celle-ci. Il est indiqué, pour préciser le diagnostic, de faire la localisation par déplacement d'ampoule après introduction d'une sonde opaque aux rayons X dans l'uretère et le bassinet.

Chez un blessé cathétérisé et opéré par Rafin, la localisation a montré que la sonde opaque était à 84 millimètres de la surface cutanée dorsale et la balle un peu plus antérieure à 88 millimètres (fig. 96). Une radiographie en inspiration, puis en expiration (fig. 97) montrait que la balle était mobile dans le sens vertical de 10 millimètres environ.

De ces diverses mesures, on déduirait que la balle était dans la loge rénale, à 4 millimètres en avant du bassinet ou de l'uretère rendu visible par la sonde opaque.

L'intervention pratiquée par Rafin fut des plus simples. Incision lombaire classique de l'abord du rein. La main introduite dans la loge rénale perçoit aussitôt la balle qui est située au-dessus du hile.

Pour d'autres projectiles, la localisation par la même méthode

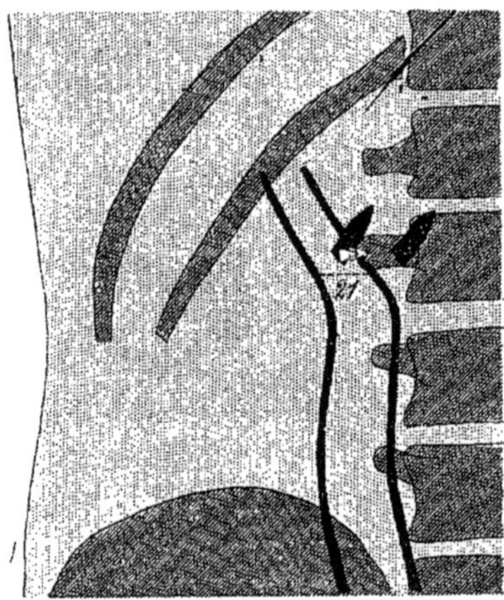

Fig. 96. — Localisation d'une balle en avant du hile du rein $d = 22^{mm}$, sonde $= 21^{mm}$, index $3^{mm},5$.

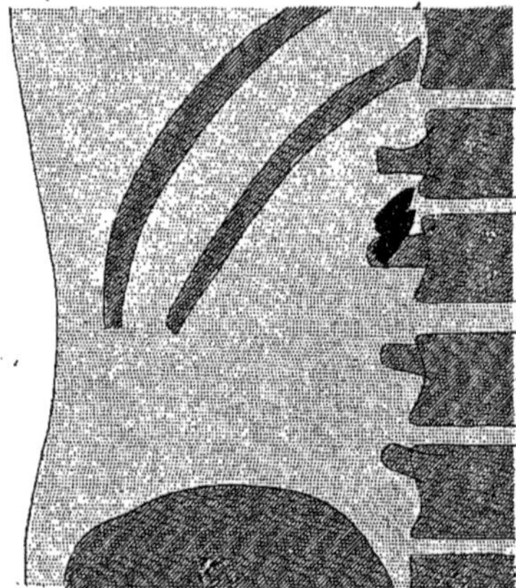

Fig. 97. — Radiographie en inspiration, expiration du même projectile.

conduirait à des résultats identiques. C'est véritablement la méthode de choix.

Pour montrer l'utilité de toutes ces épreuves : localisation en profondeur, cathétérisme de l'uretère, mobilité respiratoire, un dernier exemple est nécessaire. Voici une balle de fusil se superposant à l'apophyse transverse de la IIIe lombaire (fig. 98). Une localisation en profondeur indique que cette balle est à 82 millimètres, en avant de la surface cutanée dorsale. Sa situation ressemblait donc beaucoup à celle de l'exemple précédent. Elle se trouvait sensiblement à la même profondeur. Sans faire d'autres recherches, l'intervention est pratiquée au moyen de l'incision lombaire classique pour l'abord du rein. La loge rénale est explorée pendant plus d'une heure sans résultat aucun. La recherche du projectile est abandonnée. Après cicatrisation, le blessé est examiné à nouveau; la balle n'a pas changé de place. L'examen est complété par une radiographie en inspiration, en expiration. On constate (fig. 99) que la balle n'a subi aucun déplacement et que son ombre est parfaitement nette. Par sa profondeur, par son immobilité respiratoire, nous concluons à la présence de la balle dans la gaine du psoas. Une incision lombaire, parallèle à la ligne médiane, permit à Durand d'extraire facilement ce projectile, en quelques minutes, sans recherche inutile. Il se trouvait en effet dans l'épaisseur du psoas.

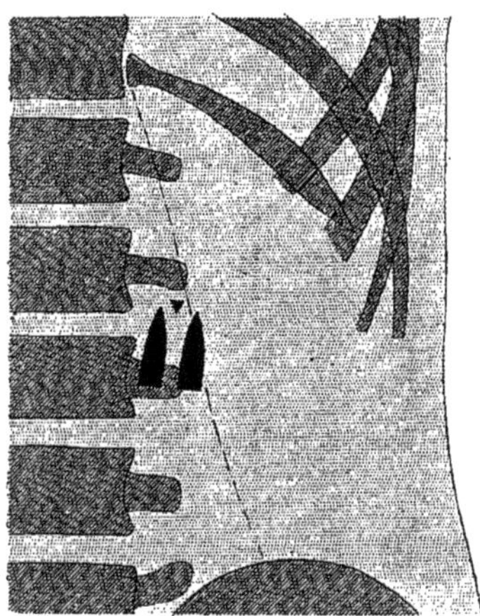

Fig. 98. — Localisation d'une balle dans la gaine du psoas *d* = 16.

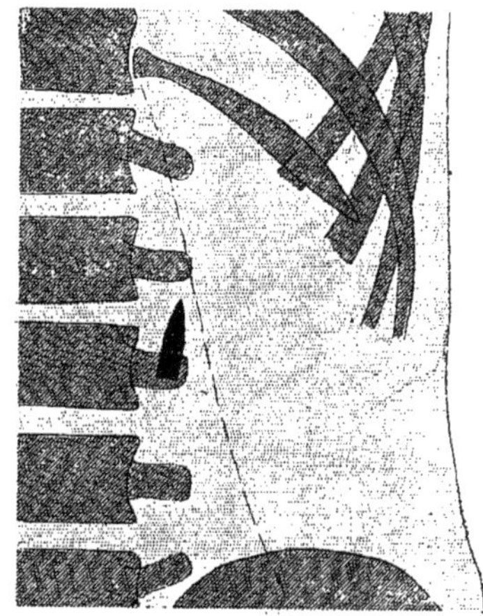

Fig. 99. — Radiographie en inspiration, expiration, immobilité de la balle.

Cet exemple montre combien il est important de faire une localisation précise et d'indiquer au chirurgien le siège anatomique exact du projectile. Suivant le diagnostic radiographique, telle ou telle voie d'abord sera choisie. Un dessin d'après photographie (fig. 100) indique les deux incisions pratiquées. La première, incision classique de l'abord du rein, conduisit à un échec parce que le projectile n'était pas dans la loge rénale. Elle ne permettait pas l'exploration du psoas. La seconde, au contraire, conduisit directement sur la balle de fusil qui fut extraite en quelques minutes.

En résumé, de tous ces faits il faut retenir ceci :

Paroi lombaire. — Projectiles à une profondeur inférieure à 40 millimètres, peu mobiles, s'élevant dans l'inspiration de 3 à 4 millimètres.

Capsule adipeuse du rein. — En arrière du rein, projectiles à une profondeur de 50 à 60 millimètres, assez mobiles, s'abaissant pendant l'inspiration de 20 à 30 millimètres.

En avant du rein, projectiles à une profondeur de 80 à 100 millimètres, mobilité respiratoire moindre, 10 à 15 millimètres.

Au niveau du hile du rein, sonde opaque dans le bassinet à une profondeur de 75-85 millimètres, projectiles au voisinage peu mobiles, 10 millimètres environ.

Rein. — Projectiles inclus dans le rein à une profondeur de 60-80 millimètres, mobilité respiratoire très grande, 50 millimètres environ, hématurie, pus dans les urines.

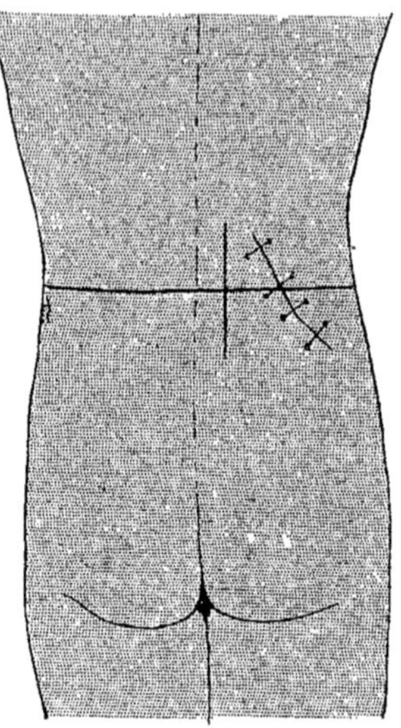

Fig. 100. — Calque de la photographie de la région lombaire du blessé porteur d'une balle dans la gaine du psoas, montrant les deux incisions de recherche. La ligne horizontale (circulaire) indiquele niveau du projectile.

Nous donnons ces chiffres sous toute réserve, à titre d'indication générale. La profondeur est calculée par rapport à la surface cutanée dorsale. Nos recherches ont été effectuées sur des sujets jeunes (20 à 30 ans), de taille moyenne, sans surcharge adipeuse.

III. — Région vésicale.

Les projectiles de la cavité vésicale sont relativement rares, chaque auteur a eu l'occasion d'en observer un petit nombre de cas. Habituellement le caractère du projectile intravésical est d'être mobile dans la vessie. Une balle de fusil se déplacera facilement avec les changements de position du blessé. Tantôt la pointe sera dirigée à droite, tantôt à gauche.

Lorsqu'il s'agit d'une balle ronde, aucun déplacement n'est

perceptible d'un jour à l'autre. Sur une radiographie de face, la balle est visible à 2 centimètres environ au-dessus de la symphyse pubienne, toujours au même endroit.

Nous avons eu l'occasion d'observer un blessé porteur d'une balle ronde intravésicale.

M. est blessé le 23 août 1914 à la fesse gauche. Il urine aussitôt après 3 à 4 gouttes de sang. Il fait alors 5 kilomètres à pied pour rejoindre Baccarat. En arrivant, impossible d'uriner. Il est sondé. Le blessé est évacué sur Épinal où il resta jusqu'au 9 septembre. A ce moment l'urine est redevenue claire, couché sur le côté, le malade peut uriner.

Évacuation sur Valence où le blessé arrive avec de la température 39°. Intervention le 13 septembre. Incision de la taille suspubienne, mais la vessie n'est pas ouverte. Ultérieurement, abcès de la cuisse gauche, incision et drainage.

Le blessé arrive à Lyon à l'hôpital militaire Desgenettes le 22 mai 1915. Il peut pisser sur le côté, mais ne peut pas pisser debout. Ce signe est tout en faveur de la présence d'un projectile intravésical.

Le cathétérisme ne donne pas de résultat concluant. Il n'existe pas de cystoscope à l'hôpital militaire Desgenetes.

La balle étant ronde, il est impossible d'enregistrer ses changements de position.

Nous nous proposons alors d'enregistrer les déplacements du projectile suivant l'axe antéro-postérieur de la vessie d'abord vide, puis pleine, en radiographiant, en localisant le projectile, le blessé étant dans le décubitus dorsal, puis dans le décubitus ventral.

Nous rappelons que l'axe antéro-postérieur de la vessie vide est variable de 50 à 55 millimètres.

L'axe de la vessie pleine oscille entre 75 et 80 millimètres.

A. — Examen du blessé la vessie vide. — Une localisation faite dans le *décubitus dorsal* indique que la balle est à 78 millimètres en avant de la plaque. L'épaisseur du sujet au niveau du projectile est de 20 centimètres.

Par rapport à la surface cutanée antérieure, la balle est à 122 millimètres de profondeur.

Une seconde localisation faite sur le sujet étant dans le *décu-*

bitus ventral montre que la balle est à 73 millimètres de la surface cutanée antérieure.

Avec le changement de position, la balle s'est donc déplacée d'arrière en avant de 49 millimètres, c'est-à-dire d'une longueur voisine de celle de l'axe antéro-postérieur de la vessie vide.

B. — EXAMEN DU BLESSÉ LA VESSIE PLEINE. — Une localisation faite dans le *décubitus dorsal*, après injection de 300 centimètres cubes d'eau bouillie dans la vessie indique que la balle est à 69 millimètres en avant de la plaque. La vessie s'est donc un peu développée en arrière.

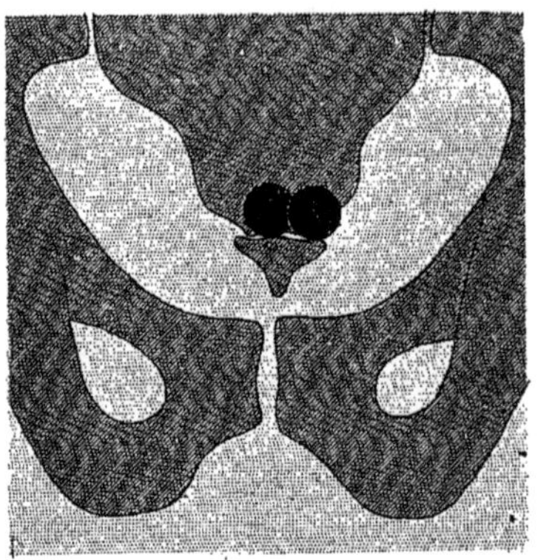

Fig. 101. — Localisation d'une balle intravésicale. Décubitus dorsal. Vessie pleine $d = 13$.

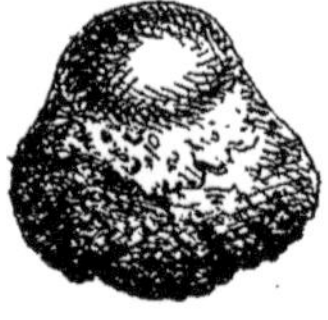

Fig. 102. — Balle de plomb retirée de vessie, recouverte par moitié d'un dépôt lithiasique.

Par rapport à la surface cutanée antérieure, la balle est à 131 millimètres de profondeur.

Une seconde localisation faite, le sujet étant dans le *décubitus ventral*, montre que la balle est à 49 millimètres de la surface cutanée antérieure.

Avec le changement de position, la balle s'est donc déplacée d'arrière en avant de 82 millimètres, c'est-à-dire d'une longueur voisine de celle de l'axe antéro-postérieur de la vessie pleine.

A la suite de ce double examen, il n'y avait aucune erreur possible. La balle était intravésicale, libre dans la cavité.

L'intervention, une cystostomie sus-pubienne, pratiquée par M. le Pr Patel, vint confirmer le diagnostic radiographique.

Il s'agissait d'une balle ronde, en plomb, recouverte sur l'une de ses hémisphères d'un dépôt lithiasique. La partie métallique semblait sertie dans le calcul (fig. 102). Par suite de la diffé-

rence de densité entre le plomb et les sels urinaires, la pièce
posée sur une table basculait immédiatement pour mettre en
l'air la partie calculeuse.

C. — Diagnostic différentiel. — Il est assez fréquent de rencontrer des blessés de guerre dont la radiographie de face montre
un projectile occupant la même situation apparente que la balle
dont il vient d'être question. Avant de conclure à la situation
anatomique, il est indispensable de toujours faire une localisation précise. Nous signalons en particulier la présence assez fréquente de balles dans l'espace pelvi-sous-péritonéal. Ces balles
sont plus ou moins rapprochées du bas-fond de la vessie. Elles
peuvent n'en être séparées que par quelques millimètres. Leur
fixité relative est le signe distinctif d'avec les balles intravési-
cales. Dans quelques cas, pour préciser le siège d'un projectile,
il peut être utile de remplir la vessie avec une solution de collargol et de voir si l'ombre vésicale englobe ou non celle du projectile.

IV. — Région prostatique.

Comme on le sait, sur une radiographie faite dans le décubitus
dorsal, la prostate se superpose en partie avec le bord supérieur
de la symphyse pubienne.

Lorsqu'une balle est visible en superposition avec la symphyse
ou l'une de ses branches, et que sa profondeur est voisine de
celle de la prostate, il est indiqué de préciser le diagnostic par
une localisation radiographique.

Voici une épreuve (fig. 103) montrant une balle de fusil déformée en superposition avec la branche gauche du pubis. Cette
balle, à la suite d'un premier examen, se trouve à 10 centimètres
environ en avant du plan de la plaque sur laquelle le blessé est
couché dans le décubitus dorsal.

Pour préciser la situation anatomique du projectile, une nouvelle localisation est pratiquée après introduction d'un cathéter
métallique dans la vessie. Sur l'épreuve obtenue on constate à
première vue (fig. 104) que l'ombre de la balle s'est déplacée
d'une quantité inférieure à celle de la sonde. La balle est donc
en arrière de la sonde.

Si l'on mesure exactement, on trouve que le talon de la balle est à 98 millimètres de la plaque, sa pointe à 110 millimètres.

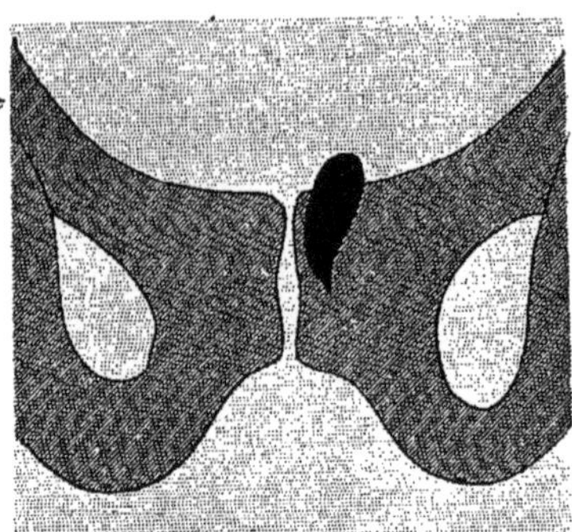

Fig. 103. — Balle de fusil en superposition avec la branche gauche du pubis.

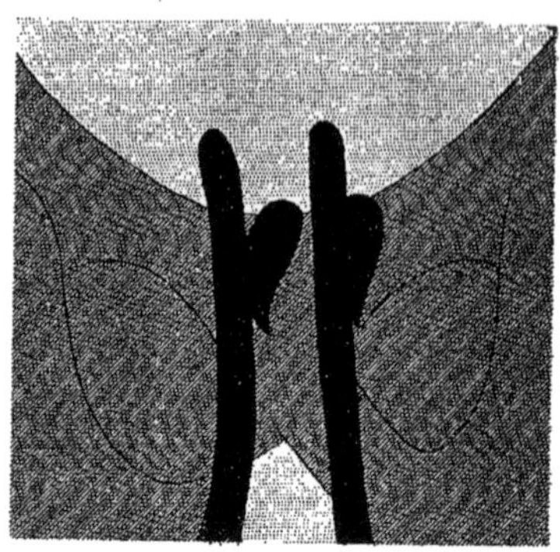

Fig. 104. — Localisation de la même balle, après cathétérisme de l'urètre, dans la loge prostatique.

Le cathéter au niveau du talon de la balle est à 120 millimètres de la plaque, au niveau de la pointe à 112 millimètres.

La pointe de la balle est donc à 2 millimètres en arrière du cathéter métallique, son talon à 22 millimètres.

La prostate ayant une épaisseur moyenne de 18 millimètres, il est donc vraisemblable qu'une large partie de la balle, sinon la totalité est dans la loge prostatique.

D'après ces données, l'intervention est pratiquée par le médecin major Albertin avec l'aide du médecin aide-major Guiliani. L'incision est celle de la prostatecto-

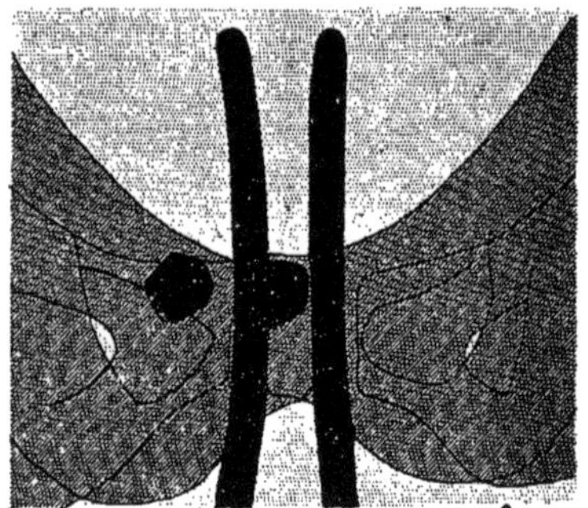

Fig. 105. — Localisation d'une balle dans le prolongement antérieur de l'espace pelvi-sous-péritonéal.

mie périnéale. Elle conduit directement sur le projectile dont l'extraction n'offre aucune difficulté.

Voici un autre exemple intéressant. Une balle ronde plus ou moins déformée est visible en superposition avec le bord supérieur droit de la symphyse.

Une localisation (fig. 105) après cathétérisme montre que la balle est dans un plan antérieur de 21 millimètres à celui de la sonde (balle à 112 millimètres de la plaque, cathéter à 91 millimètres). Ce projectile n'était donc pas dans la loge prostatique, mais en avant. Situé en arrière de la symphyse, en arrière du ligament pubovésical, il était localisé dans le prolongement antérieur de l'espace pelvi-sous-péritonéal.

Une incision du creux ischio-rectal permet d'arriver immédiatement sur le projectile.

Il est donc indispensable, pour cette région complexe, de faire une localisation précise par rapport à un cathéter métallique introduit dans l'urètre et la vessie.

V. — Région pénienne et scrotale.

La position de choix du sujet pour l'examen radiographique de

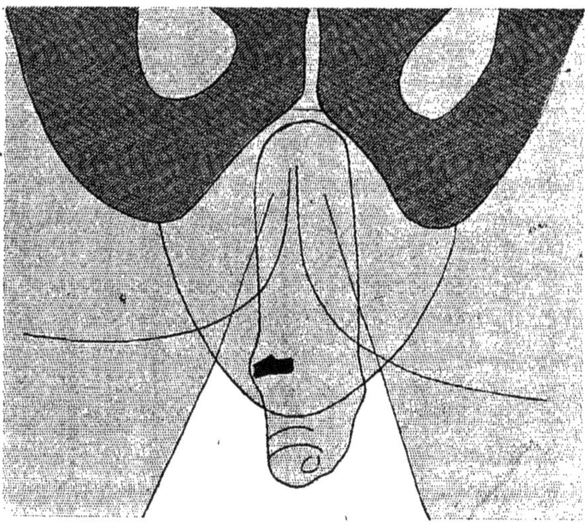

Fig. 106. — Radiographie de la région pénienne et scrotale, le sujet étant dans le décubitus ventral. Éclat d'obus de la verge.

cette région est le décubitus ventral, la verge et les bourses abaissées sur la plaque, les jambes écartées.

La découverte du projectile est facile, sa localisation simple.

La radiographie de cette région est surtout pratiquée pour vérifier la nature des indurations perçues par le palper. Chez de nombreux blessés, des indurations plus ou moins cicatricielles étaient attribuées à des éclats de grenade ou d'obus. La radiographie nous a toujours permis de reconnaître les indurations dues à des corps étrangers opaques aux rayons X.

L'examen de cette région dans le décubitus dorsal est à déconseiller parce qu'habituellement, pendant le temps de pose, les bourses se contractent et la verge change de place. La plaque alors ne montre rien.

CHAPITRE IX

RADIOGRAPHIE DES CORPS ÉTRANGERS DE LA VESSIE ET DE L'URÈTRE

A côté des projectiles ayant pénétré par effraction dans l'un quelconque des segments des voies urinaires, il faut faire une place spéciale aux corps étrangers introduits par les voies naturelles soit dans l'urètre, soit dans la vessie. Ce sont ces corps étrangers avec lesquels l'urologue a le plus souvent à se débattre.

Suivant sa composition chimique, le corps étranger est plus ou moins opaque aux rayons X. Les uns, métalliques, sont parfaitement visibles; les autres, de composition quelconque, peuvent ne donner aucune ombre reconnaissable sur la plaque radiographique.

Quelle que soit la nature du corps étranger, habituellement il est septique et détermine la formation d'un calcul dont il occupe le centre. Tel corps étranger, invisible au moment de sa pénétration dans la vessie, deviendra secondairement visible par les formations lithiasiques qui le recouvrent.

En collaboration avec Rafin, nous avons eu l'occasion d'observer quelques exemples de corps étrangers intra-vésicaux. Chez une jeune fille la radiographie nous a permis de découvrir une épingle à cheveux en fer, parfaitement visible par elle-même. L'examen radiologique a permis de faire le diagnostic, puis de donner des indications opératoires précises.

La radiographie, en effet, indiquait le côté où se trouvait la boucle de l'épingle. Au moyen d'un cystoscoque à vision directe, il fut facile d'introduire un crochet dans la boucle et d'extraire le corps du délit sans perdre une minute.

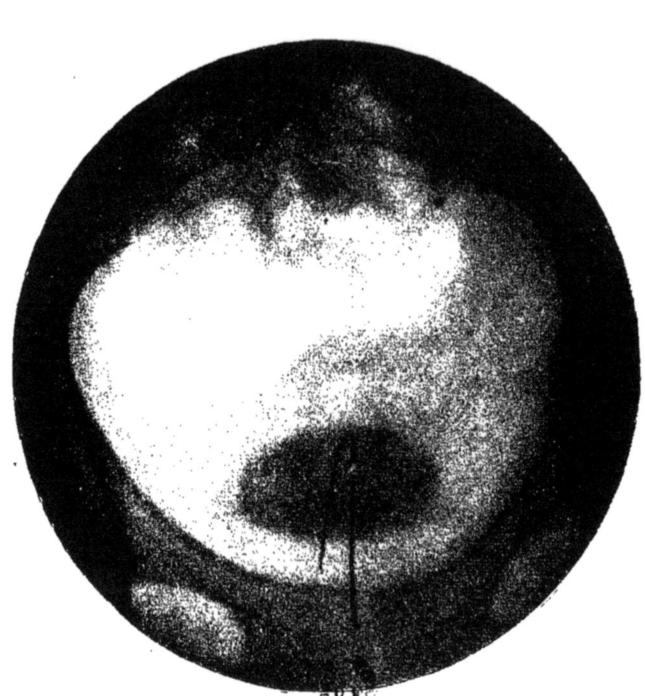

Radiographie de la vessie de Mme C. — On distingue une épingle à cheveux, la boucle en haut, les pointes en bas engagées sous le pubis. Un calcul à grand axe transversal s'est développé autour de la moitié supérieure de l'épingle.

[p. 157].

Chez un homme, nous avons eu l'occasion de rechercher un épi de blé autour duquel s'était développé un assez volumineux calcul. L'épi de blé est resté invisible, mais le calcul développé dans une vessie infectée a donné une ombre très nette.

Voici l'exemple de deux corps étrangers bien différents, mais que la radiographie a permis de diagnostiquer, l'un par son opacit propre, l'autre grâce à l'opacité du calcul qui l'avait enrobé !

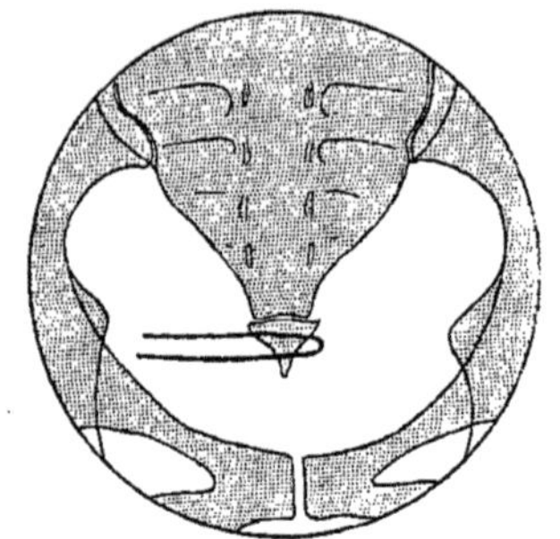

Fig. 107. — Radiographie d'une épingle à cheveux dans la vessie de Mlle X.

Il serait fastidieux de rechercher ici les divers corps étrangers que l'on peut trouver dans une vessie. La liste en est déjà aussi longue que variée. On peut aussi bien rencontrer dans ce réservoir un thermomètre introduit accidentellement qu'un paquet de fil de fer ou qu'une queue de rat ! (Gauthier).

Enfin d'autres corps étrangers sont visibles par eux-mêmes et par les formations lithiasiques développées à leur périphérie. Ainsi une épingle à cheveux peut servir d'amorce à la production d'un volumineux calcul. (Pl. VI, fig. 1.)

CHAPITRE X

INDICATIONS TIRÉES DE L'EXAMEN RADIOGRAPHIQUE

Au début de l'application de la radiographie à l'examen des voies urinaires, cette méthode fut presque exclusivement employée à la recherche des calculs urinaires. Aujourd'hui, avec les perfectionnements de la technique, avec la précision des résultats, l'exploration radiographique a des indications beaucoup plus étendues. Sans nous avancer au delà des limites permises, nous pouvons affirmer qu'elle est indiquée toutes les fois que le médecin ou le chirurgien a besoin de préciser un point, soit de la topographie, soit de la morphologie de l'arbre urinaire. Il est prématuré encore de vouloir préciser exactement le rôle de la radiographie dans chaque affection urinaire. Mais l'utilité de ses indications n'est plus contestée par personne. Si elle est encore oubliée bien souvent dans l'examen méthodique d'un malade, c'est simplement par ignorance ou par routine. Une utile nouveauté ne s'impose pas de suite en médecine ou en chirurgie, il faut que le temps fasse son œuvre.

Un malade présente une tumeur dans la région rénale, le diagnostic est hésitant, une radiographie indiquera les contours du rein, la position du bassinet. Bien souvent le diagnostic différentiel sera posé. Un malade se plaint d'un rein flottant, la palpation ne permet pas pour une raison quelconque de sentir ce rein, une pyélographie indiquera avec une précision mathématique la situation du rein et du bassinet. Un autre sujet est atteint de rétention rénale, d'hydronéphose, reconnues par l'examen clinique et instrumental. Une pyélographie montrera admirablement la situation, l'orientation, la direction de l'uretère, elle indiquera en quel point s'est produite la dilatation. Un candidat à la prostatectomie présente une vessie difficile à nettoyer. Les lavages se succèdent sans résultat, la radiographie ou mieux la cystographie, mettra en évidence des diverticules multiples, des calculs diverticulaires, que l'examen clinique le plus minutieux n'aura pas montrés. Il serait facile de montrer ainsi les services que peut rendre l'exploration radiographique dans chacune des affections urinaires. Ce sera l'œuvre de demain.

Dans la recherche des calculs urinaires et des corps étrangers, l'utilité de la radiographie est admise par tout le monde. L'indication de cette exploration a été posée à plusieurs reprises par les urologues. Rafin au congrès de l'Association française d'urologie en 1908 s'exprimait ainsi : « Je crois avec notre collègue Nicolich que tout malade dont l'urine est hématique ou louche, même s'il n'a jamais souffert de douleurs rénales, doit être soumis à l'examen radiographique. J'en excepte, bien entendu, les tuberculeux. »

Cathelin précise à son tour les indications de la recherche radiographique des calculs :

1° Les cas de pyurie inexplicables (sans tuberculose ni infection exogène) ;

2 Les cas de douleurs lombaires inexplicables (sans rien de pariétal) ;

3° Les cas d'hématuries inexplicables par nos procédés cliniques et instrumentaux habituels.

Comme exemple, je puis rapporter ici l'observation d'un jeune homme de 27 ans, soigné depuis longtemps pour une infection de ses voies urinaires. Soumis sans succès à de nombreux régimes et traitements, ce malade arrive dans le service de M. le professeur Rochet.

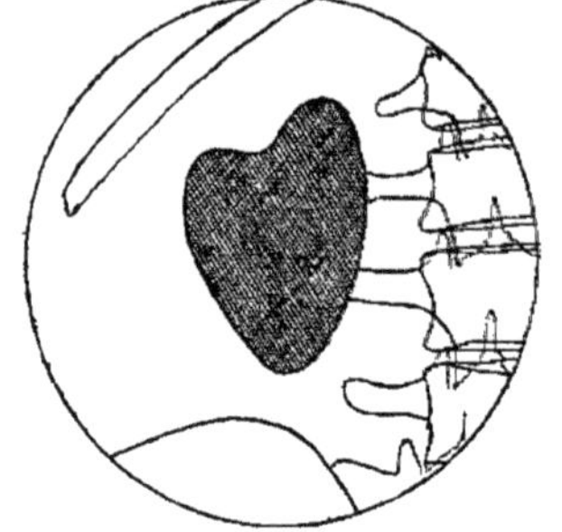

Fig. 108. — Calque de la radiographie de M. X.

En l'interrogeant on trouve qu'il souffre du côté droit depuis l'âge de 12 ans mais sans avoir jamais présenté de coliques néphrétiques vraies. Il a pu faire son service militaire sans jamais être arrêté. Radiographié quelques jours après son entrée dans le service, on trouve au niveau du rein gauche une

ombre ovoïde de très large surface, en forme de carte à jouer.
Il fallait songer à un calcul géant. L'intervention pratiquée par
M. Rochet fit trouver un calcul du bassinet pesant 153 grammes.

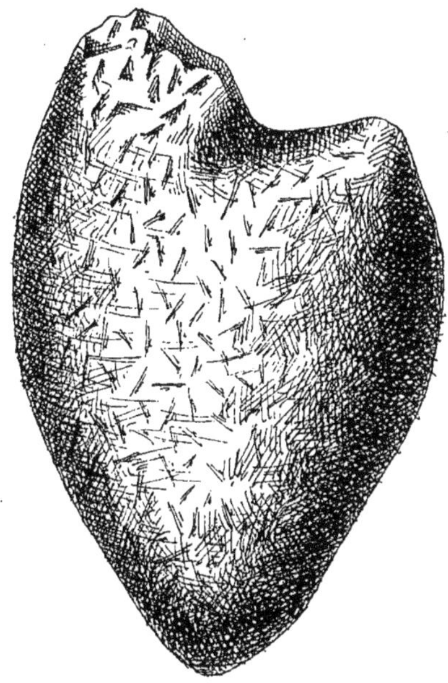

Fig. 109. — Calcul extrait par Rochet, poids 153 grammes. Phosphate et oxalate de calcium.

Sans aucun doute, une radiographie faite à une époque antérieure eût permis de diagnostiquer ce calcul alors qu'il était de dimensions plus réduites, avant qu'il n'eût produit de graves lésions. Il est probable, d'après l'histoire clinique du malade, d'après le volume du calcul, que le sujet a fait son service militaire avec un calcul déjà volumineux dans son rein. Toute infection des voies urinaires est justifiable de l'examen radiographique.

En tuberculose urinaire, reconnue par l'examen bactériologique et l'inoculation, lorsqu'il sera impossible de faire un cathétérisme de l'uretère ou une séparation, la radiographie pourra quelquefois indiquer le rein le plus malade. MM. Papin et Maingot ont publié trois cas favorables. Mais il est utile d'ajouter que ce sont des cas heureux, car le plus grand nombre des reins présentent des lésions tuberculeuses très avancées ne donnant aucune ombre spéciale.

Ce simple aperçu montre déjà les multiples applications de la radiographie. Le jour n'est pas loin où la radiographie fera partie de tout examen méthodique des voies urinaires.

I. — NÉCESSITÉ DE LA RADIOGRAPHIE TOTALE DES VOIES URINAIRES.

Pour peu que l'on ait étudié méthodiquement un certain nombre de malades urinaires, on se rend compte rapidement que la douleur et les divers signes cliniques ne localisent pas la lésion. Un malade se plaint de la vessie et c'est le rein qui est en cause. Un autre se plaint de douleurs rénales droites et c'est le rein gauche qui renferme un calcul.

La radiographie, pour donner des renseignements complets et précis, doit embrasser la totalité des voies urinaires. Dès 1903, Béclère attirait l'attention sur ce point. Si l'on se contente de radiographier un seul rein, on peut laisser inaperçue une lésion de l'autre rein. La radiographie limitée aux reins seuls expose à oublier un calcul logé à l'extrémité inférieure de l'uretère pelvien.

Pour bien préciser cette utilité de la radiographie totale des voies urinaires, il nous semble utile de citer quelques exemples tirés de notre pratique.

Une dame nous prie de lui radiographier son rein gauche seul nous disant qu'elle n'avait jamais souffert du rein droit. La radiographie est faite à gauche seulement et révèle un volumineux calcul ramifié. M. Rafin, après examen clinique et instrumental complet, reconnaît l'absence fonctionnelle du rein droit sans en déterminer la cause.

L'intervention confirme le diagnostic radiographique et fait trouver un volumineux calcul ramifié extrait par néphrotomie du côté gauche.

Quelques jours plus tard, la malade meurt, l'autopsie fait trouver un calcul du volume d'une olive au niveau de l'extrémité inférieure de l'uretère droit. Si la radiographie avait été totale, la présence de ce calcul aurait été diagnostiquée et la cause de l'absence fonctionnelle du rein droit reconnue.

Autre exemple, voici le commandant en second d'un cuirassé souffrant depuis de longues années d'une douleur au niveau du rein gauche. Sur le conseil de son médecin, il

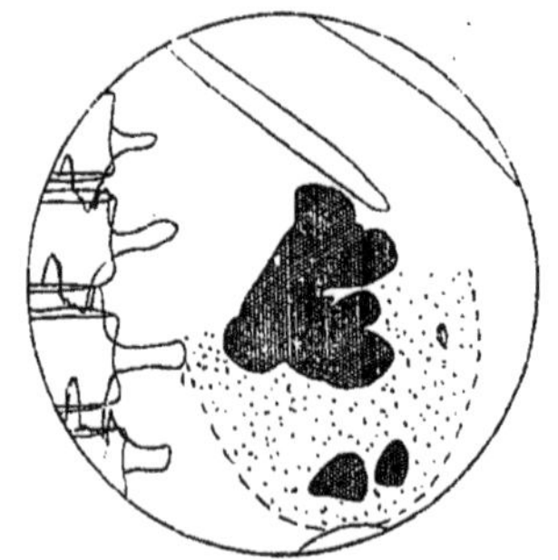

Fig. 110. — Calque de la radiographie du rein droit du commandant X.

se fait radiographier à Toulon au niveau de son rein gauche. L'épreuve reste négative et l'on s'en tient à cette unique radiographie. Ce malade dans la suite se fait soigner à Lyon par Rochet. Il continue à attirer l'attention sur son rein gauche et vient me demander une nouvelle radiographie de ce rein. L'épreuve, parfaitement nette, reste négative au point de vue calcul. Le malade voulait s'en tenir là et ne pas poursuivre l'examen radiographique, disant qu'il était inutile pour le côté dont il ne souffrait pas. Sur mes insistances, la radiographie totale est acceptée et montre au niveau du rein droit un volumineux calcul coralliforme. A l'intervention Rochet trouve un calcul pesant 52 grammes (fig. 111).

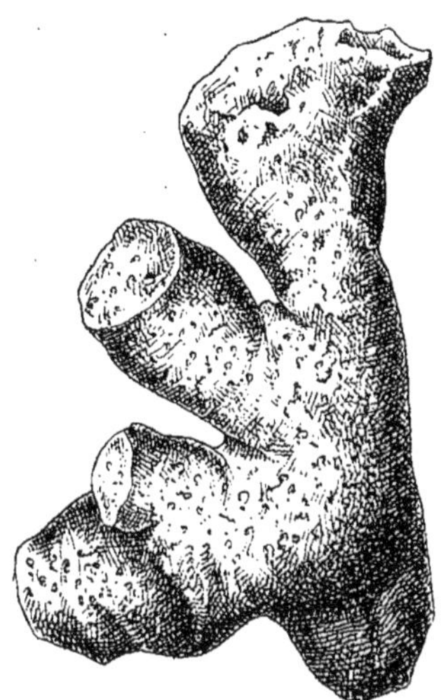

Fig. 111. — Calcul extrait par néphrotomie par Rochet. Poids 52 grammes. Phosphate ammoniaco-magnésien et oxalate de calcium.

A cette notion de la radiographie totale des voies urinaires, nous ajouterons qu'il est utile de répéter à quelques mois, à quelques années de distance l'examen radiographique. Au moment d'un premier examen, il peut n'exister aucun calcul, il peut aussi n'exister qu'un calcul invisible à la radiographie. En renouvelant l'examen radiographique, on peut constater l'apparition d'un calcul jusqu'alors invisible, on peut constater en même temps l'augmentation d'un calcul déjà reconnu.

Voici l'histoire d'un de nos malades indiquant l'utilité de la radiographie totale et des examens répétés à intervalle de temps. En 1907, M. X..., pharmacien, m'est adressé par Rafin pour la radiographie du rein gauche dont il souffrait depuis plusieurs années. L'épreuve obtenue montre admirablement le contour du pôle inférieur du rein et l'absence d'ombre pouvant se rapporter à un calcul. Le malade, très observateur de sa propre affection, voulait s'en tenir là, disant qu'il était inutile de poursuivre l'examen plus loin. Sur mon insistance, il se décide à se laisser radiographier le rein du côté opposé, le rein droit.

L'épreuve, au grand étonnement du malade, indique la présence d'un volumineux calcul occupant tout le bassinet. A la suite de conseils donnés par un professeur de chimie, le malade refuse toute intervention.

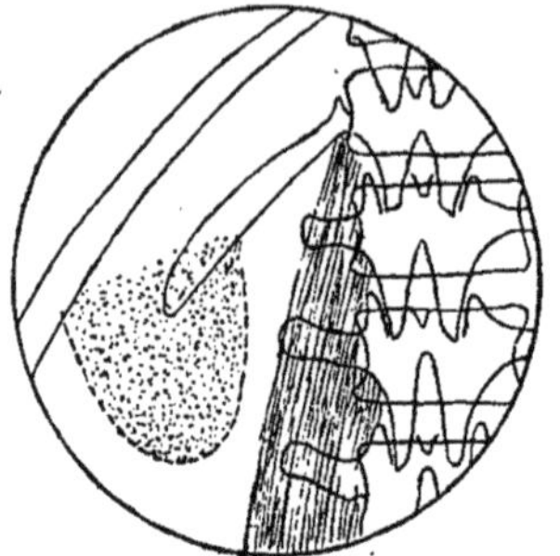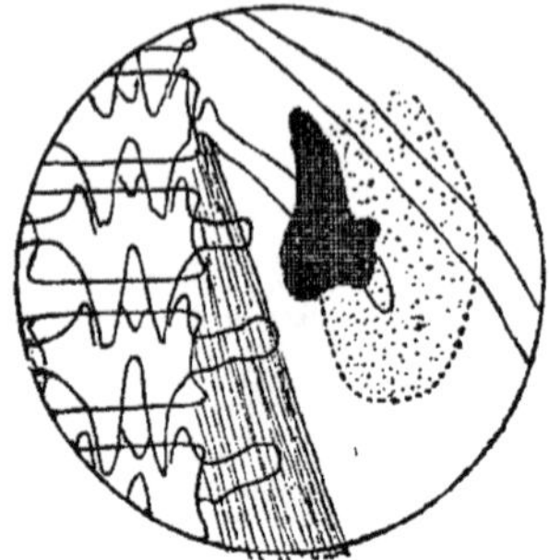

Fig. 112. — Calques radiographiques du rein droit et gauche en 1907 de M. X. Rein droit : ombre au niveau du bassinet. Rein gauche : aucun calcul visible.

Revu en mars 1912, le diagnostic radiographique se confirme à nouveau et se complète. Le calcul du rein droit, localisé au bassinet en 1907, a poussé des ramifications dans tous les calices (fig. 86). Le rein gauche, indemne, en 1907, de calcul diagnostiquable par la radiographie, montre actuellement un calcul en forme de croissant dans le bassinet. Les symptômes douloureux sont bilatéraux avec prédominance marquée à gauche.

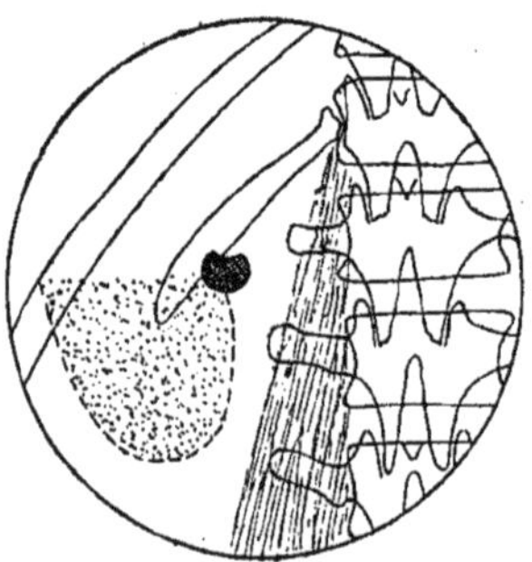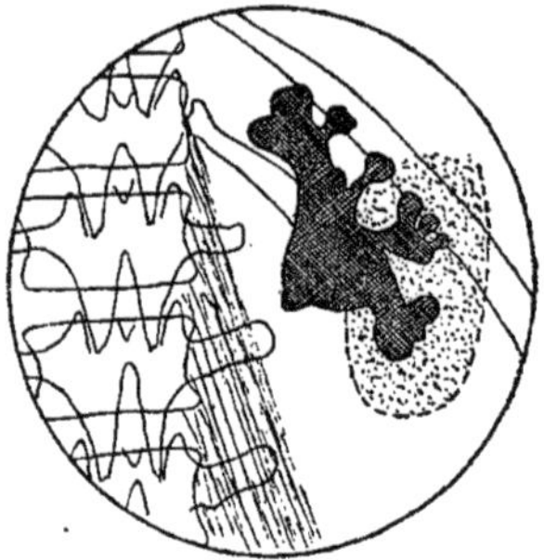

Fig. 113. — Calques radiographiques du rein droit et gauche de M. X., en 1912.

La radiographie d'un rein peut donc ne montrer aucune ombre de calcul, soit parce qu'il n'existe aucun calcul, soit parce que ce calcul est d'égale transparence avec les tissus ambiants, soit par suite d'une faute de technique. En renouvelant l'examen au bout d'un certain temps, un calcul a pu se former de toute pièce, dans l'intervalle. Un calcul d'égale transparence a pu modifier son opacité aux rayons par l'adjonction de couches plus opaques. Un minuscule calcul a pu grossir et devenir visible. Les perfectionnements progressifs de la technique peuvent donner un résultat plus probant.

Au moment de nos transformations d'appareils, alors que le temps de pose d'une radiographie rénale dépassait la période d'apnée, nous avons eu l'occasion de pratiquer des radiographies de petits calculs, les ombres étaient douteuses. Convoquant ces malades quelques jours plus tard, alors que les calculs n'avaient pas eu le temps de se transformer d'une façon notable, nous avons pu obtenir après des temps de pose plus courts des ombres parfaitement nettes.

II. — INDICATIONS TIRÉES DE LA VISIBILITÉ
DES ORGANES URINAIRES.

Comme nous l'avons indiqué précédemment, l'ombre du rein est visible chez 75 pour 100 environ des cas. L'ombre du bassinet et de l'uretère est généralement invisible. L'ombre de la vessie est visible chez quelques rares malades.

Pour obtenir des résultats plus précis, plus constants, plus probants, il est nécessaire de recourir à la méthode de Woelker et Lichtemberg, c'est-à-dire de ne pratiquer l'examen radiographique qu'après injection d'une solution de collargol dans le bassinet, l'uretère ou la vessie.

1° *Reins.* — La radiographie permet de localiser la situation exacte du rein. Lorsque l'on aura constaté un ptose manifeste du rein, on aura une indication précise pour intervenir et fixer le rein en bonne position. Après la fixation, il est possible de contrôler les résultats opératoires. La visibilité du rein permet encore de dire si telle ombre suspecte se superpose au rein ou se projette à côté! Elle aide à faire certains diagnostics différentiels.

La radiographie peut donner la forme de l'ombre rénale. Aussi en l'absence ou en présence d'impossibilité d'examen clinique et instrumental, la radiographie peut indiquer les modifications de forme de l'ombre rénale, un rein peut paraître plus gros, plus petit, déformé. Ces indications peuvent être utilisées pour décider l'intervention d'un côté plutôt que de l'autre.

Enfin la radiographie indique les différences de transparence. Un rein peut paraître plus opaque, présenter des irrégularités de teinte, montrer des ombres surajoutées. On pourra ainsi diagnostiquer certains kystes du rein, certaines tuberculoses rénales avec cavernes remplies de caséum ou incrustées de sels opaques.

2° ***Bassinet et uretères***. — L'injection d'une solution de collargol dans les uretères permet d'étudier leur topographie, leurs dimensions. Aucune autre méthode ne donne des renseignements de cette nature, pas même le cathétérisme urétéral. Toutes les fois que l'on proposera une intervention sur les conduits d'excrétions urinaires, l'examen radiographique préalable donnera des indications précises. Elle indiquera en particulier les dilatations de ces conduits, les coudures, les points de sténose, les anomalies. Le point précis de l'acte chirurgical pourra être localisé !

3° ***Vessie***. — La cysto-radiographie permettra d'étudier admirablement le réservoir urinaire, elle indiquera ses déformations en plus ou en moins. Sur une bonne épreuve on mettra en relief la saillie formée par la prostate ou par une tumeur aussi bien que les cavités accessoires développées par les cellules et les diverticules vésicaux. Ces renseignements pourront entrer en ligne de compte à côté des indications opératoires tirées de l'examen clinique et instrumental du malade.

III. — INDICATIONS OPÉRATOIRES TIRÉES DE L'OMBRE D'UN CALCUL URINAIRE.

L'absence d'ombre sur la plaque radiographique ne veut pas dire qu'il n'existe pas de calcul. Nous avons vu que sur 87 radiographies rénales, un calcul était resté invisible en raison de sa composition chimique, que sur 18 radiographies urétérales 4 calculs étaient restés invisibles. Enfin, nous rappelons que 50 pour 100 environ des calculs vésicaux sont invisibles. En présence d'un diagnostic radiographique négatif, il est donc des cas dans lesquels le chirurgien doit intervenir simplement d'après les signes cliniques et les résultats de l'examen instrumental.

1° **Rein.** — Envisageons le cas le plus simple, il existe une ombre au niveau de la région rénale. Si cette ombre est de faibles dimensions, le calcul correspondant peut être susceptible d'être éliminé par les voies naturelles. L'urologue pourra conseiller au malade de faire une saison d'eau, de différer l'intervention pendant un certain temps tout en restant sous sa surveillance. Il ne faut pas oublier qu'un petit calcul peut silencieusement produire l'atrophie du rein.

Au contraire, nous voici en présence d'un calcul jugé plus volumineux par son ombre, incapable de s'éliminer spontanément. L'indication opératoire se pose. Mais comment faut-il intervenir ? Un calcul peut être extrait par pyélotomie, par néphrotomie ou par néphrectomie.

Le rôle de la radiographie est de localiser le calcul. S'il s'agit d'un calcul du bassinet, il faudra songer à la pyélotomie, s'il s'agit au contraire d'un calcul d'un calice, l'intervention s'orientera vers la néphrotomie. De multiples calculs sont en faveur d'une néphrectomie. La présence de calculs bilatéraux, disséminés dans tous les calices du rein, peut conseiller l'abstention opératoire.

Indications de la pyélotomie. — Nous pouvons localiser un calcul soit d'après l'ombre rénale, soit d'après l'ombre du squelette.

Lorsque les contours du rein sont visibles sur la radiographie, nous avons un point de repère de premier ordre pour localiser le calcul. En suivant la série de nos radiographies de calculs urinaires opérés par pyélotomie soit par Rafin, soit par Giuliani, nous constatons qu'il existe trois positions types de calculs par rapport au hile du rein, avec toutes les positions intermédiaires.

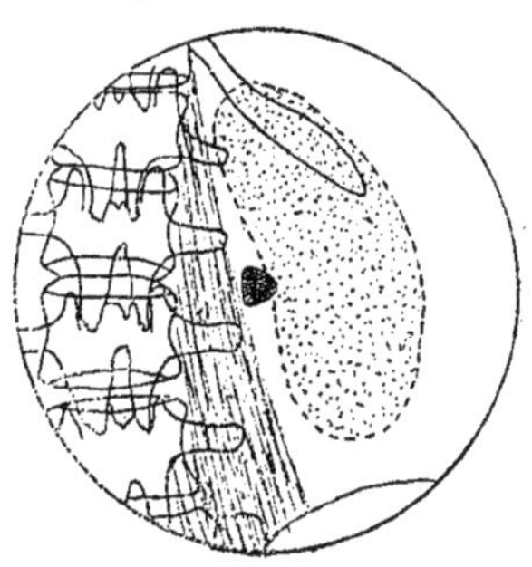

Fig. 114. — Calcul extériorisé au niveau du hile (calque très exact).

1° Le calcul peut se montrer sur la radiographie complètement en dehors de l'ombre rénale, au niveau du hile, l'ombre du rein et celle du calcul se touchent sans superposition aucune. Il est permis alors de penser à un bassinet bien extériorisé, facilement abordable au moment de l'intervention si le pédicule n'est

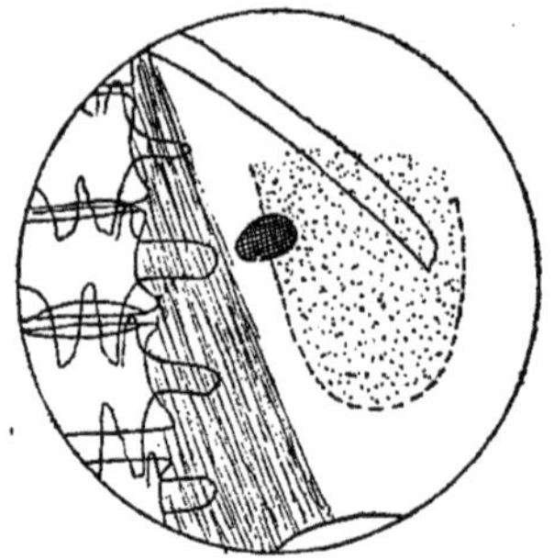

Fig. 115. — Calcul à demi extériorisé au niveau du hile (calque très exact).

pas trop court et ne gêne pas dans les manœuvres d'extériorisation du rein.

2° Chez d'autres sujets, l'ombre du calcul est recouverte à moitié par l'ombre du rein ; il s'agit alors d'un bassinet moins extériorisé que dans le cas précédent, mais cependant abordable si toutes les autres circonstances le permettent.

3° Enfin, il arrive que l'ombre du calcul situé au niveau du hile est recouverte entièrement par l'ombre rénale. Lorsque plusieurs épreuves montrent cette situation réciproque du rein et du calcul, on est amené légitimement à croire le calcul dans un bassinet non extériorisé. Même dans ce cas, la pyélotomie est encore possible.

En dépit des progrès de la technique radiographique, chez certains malades, les contours du rein restent invisibles. Il n'est donc plus possible alors de dire par la simple radiographie si le calcul est situé dans le bassinet ou non. Certains auteurs, en particulier M. Bazy dans la thèse de son élève M. Moy-

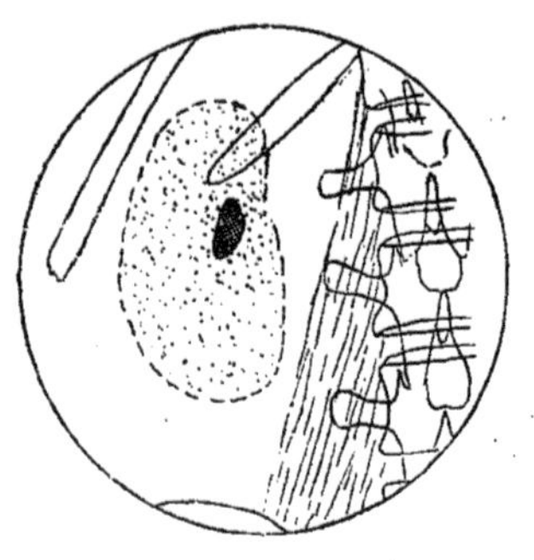

Fig. 116. — Calcul situé dans un bassinet non extériorisé, mais cependant opéré par pyélotomie (Rafin).

rand ont cherché à combler cette lacune en localisant les calculs dans le bassinet, non d'après les contours du rein, mais d'après leur position par rapport à la colonne vertébrale. « Toutes les fois que la radiographie montre une ombre calculeuse placée de telle sorte que la distance qui sépare le bord interne du calcul de la médiane n'excède pas 5 centimètres en moyenne, on peut conclure que le calcul est placé dans le bassinet, sous réserve que cette ombre est comprise entre les apophyses transverses de la première et de la deuxième lombaire. »

Un repère aussi fixe et aussi constant serait très appréciable et rendrait les plus grands services. Malheureusement, en pratique, les calculs du bassinet peuvent occuper des positions beaucoup plus éloignées de la colonne et plus basses.

En effet si nous rapportons sur deux calques radiographiques des régions rénales droites et gauches les ombres des calculs rénaux opérés par pyélotomie, en tenant compte de leurs hauteurs et de leurs distances par rapport à la ligne médiane, nous trouvons que beaucoup de ces calculs du bassinet sont situés en dehors de la zone indiquée par M. Moyrand.

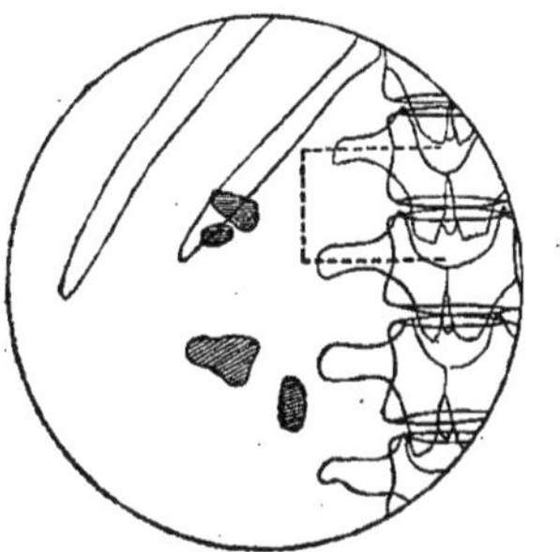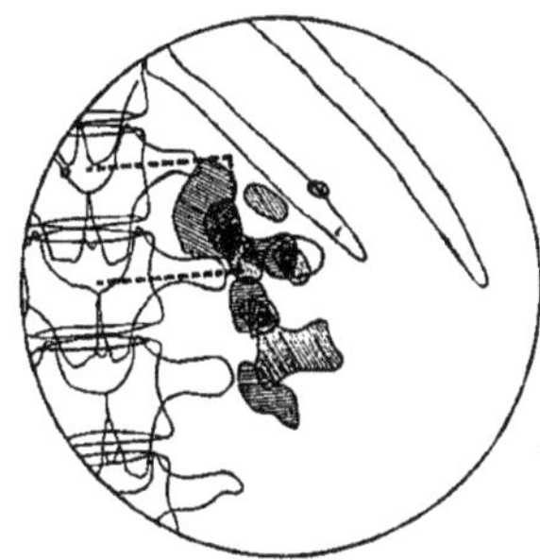

Fig. 117. — Calques des régions rénales, droite et gauche, sur lesquelles ont été reportées les ombres des calculs opérés par Rafin et Giuliani par pyélotomie. 16 à droite, 4 à gauche.

Chez certains malades, l'ombre du calcul s'éloigne jusqu'à 75 millimètres de la ligne médiane tout en étant au niveau des deux premières vertèbres lombaires ; chez d'autres, les calculs moins éloignés de la ligne médiane se trouvent plus bas, au niveau des troisième et quatrième vertèbres lombaires. Enfin, un petit nombre de calculs du bassinet se trouvent dans les limites indiquées par M. Moyrand.

Dernièrement, à notre étonnement, MM. Legueu, Papin et Maingot se sont élevés contre ces conclusions en disant : « les exemples qu'ils figurent (Arcelin et Rafin) de calculs, se projetant hors de la zone indiquée par Mayrand, ne sont pas des calculs du bassinet, mais des calculs des calices en grande partie, et il nous semble que Moyrand n'a pas eu en vue pareilles formations. »

Nous sommes d'autant plus surpris de cette opinion émise gratuitement, qu'aucun de ces auteurs n'a assisté à nos interventions ni étudié méthodiquement nos plaques radiographiques.

Nos documents radiographiques restent comme preuves de la position occupée par les calculs. Au moment de l'intervention, les calculs ont pu être sentis dans le bassinet au niveau du hile du rein, bien souvent même ils ont été pincés dans le bassinet entre deux doigts, l'un placé sur sa face antérieure, l'autre contre sa face postérieure. L'incision de la paroi du bassinet a été faite habituellement sur le calcul. Sans insister davantage, Rafin et moi avons la certitude d'avoir eu affaire à des calculs du bassinet. Les situations basses ou éloignées de certains calculs n'ont rien qui doit surprendre. La mobilité et la ptose rénale sont des faits bien connus en anatomie et en chirurgie. Il n'est pas étonnant qu'un calcul puisse se trouver dans le bassinet d'un rein abaissé ou éloigné de la colonne vertébrale. Les localisations faites sur le vivant par pyélographie montrent des bassinets dans des situations identiques à celles qu'indiquent certains calculs du rein opérés par pyélotomie. Il suffit d'ouvrir le bel ouvrage de MM. Legueu, Papin et Maingot à la page 184, pour voir un bassinet injecté de collargol au niveau de la 3e vertèbre lombaire. Un calcul aurait pu se trouver dans ce bassinet, en dehors de la zone indiquée par MM. Bazy et Moyrand.

En résumé, on localise un calcul dans le bassinet, d'abord par la visibilité de l'ombre rénale, ensuite par rapport au squelette, distance de l'ombre du calcul à la ligne médiane, hauteur de cette ombre.

Une seconde condition des indications radiographiques de la pyélotomie est la limitation du calcul au bassinet. En effet, il serait illusoire de vouloir retirer par le bassinet un calcul ramifié poussant des prolongements dans les calices. Généralement ces calculs ramifiés cachent d'autres calculs plus petits qu'il est impossible de rechercher et d'extraire. Enfin, certaines ramifications calculeuses sont dilatées en forme de massue dans les calices et ne se laissent pas extraire facilement. Ces calculs se brisent et l'on s'expose à en laisser des fragments dans le rein, à faire une opération incomplète.

Le développement du calcul, pour légitimer la pyélotomie, doit être limité au bassinet, en tout cas ne pas atteindre le fond des calices.

Une dernière condition des indications radiographiques de la pyélotomie est l'unité du calcul. En effet, lorsqu'il existe de multiples calculs, il est très difficile de les compter par la radiographie. A l'intervention, il est tout aussi difficile de se rendre compte si tous les calculs ont été extraits. L'identification du calcul et des ombres radiographiques est souvent très difficile, sinon impossible. Enfin, par expérience, nous savons que les petits calculs sont impossibles à extraire par l'incision du bassinet. Voici l'exemple d'une de nos pyélotomies qu'il a fallu compléter par une néphrotomie du pôle inférieur. La radiographie avait montré deux minuscules calculs à côté du principal calcul occupant le bassinet. Le doigt de l'opérateur a pu sentir par l'incision du bassinet ces petits calculs, mais il fut impossible de les extraire par cette voie. Plus on les sentait, plus ils s'éloignaient vers le pôle inférieur du rein. De

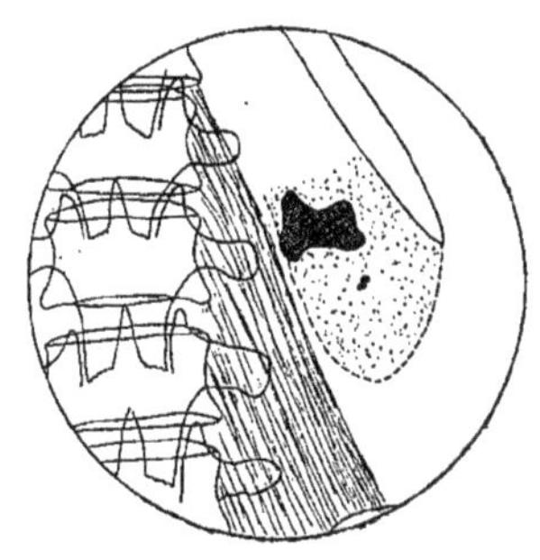

Fig. 118. — Calque de la radiographie du rein droit de M. opéré par Rafin par pyélotomie pour le gros calcul, par néphrotomie pour les deux petits calculs.

guerre lasse, une néphrotomie localisée permit de les trouver immédiatement.

En résumé, les indications radiographiques de la pyélotomie se ramènent à ceci : calcul unique et développé dans le bassinet.

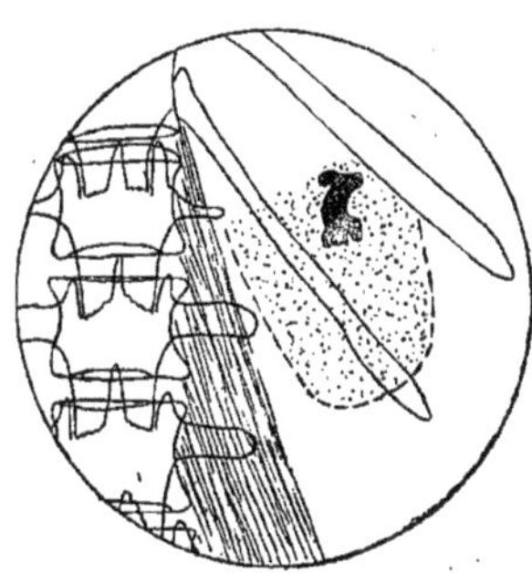

Fig. 119. — Calque radiographique de M. V., calcul opéré par néphrotomie en raison de sa situation.

Il appartient à la clinique et à l'acte opératoire de compléter ces indications.

Indications de la néphrotomie. — Deux grandes indications sont en faveur de la néphrotomie : 1° La présence d'un calcul, même de faibles dimensions, dans un calice éloigné du bassinet; 2° Le volume et la multiplicité des calculs. Pendant cette intervention, le radiographe a pour mission, et cette mission est des plus importante, d'identifier chaque calcul au fur et à mesure de son extraction avec l'ombre radiographique correspondante. La palpation du rein est souvent incapable de faire sentir un petit calcul caché dans un calice, mais la radiographie est susceptible de le montrer. Tant que toutes les ombres radiographiques n'ont pas été complétées par l'extraction d'un calcul, il faut demander au chirurgien de poursuivre ses recherches. Pour juger si une néphrolithotomie est complète ou non, il serait utile de pouvoir pratiquer une radiographie du rein extériorisé. Une telle épreuve est susceptible de montrer les plus minimes fragments de calcul. Mais en attendant ce perfectionnement de technique, tous les efforts du radiographe et du chirurgien doivent tendre à une opération complète en se rappelant que lorsque les calculs sont multiples, la radiographie peut ne pas tous les montrer en raison des superpositions d'ombres, que d'autre part un calcul

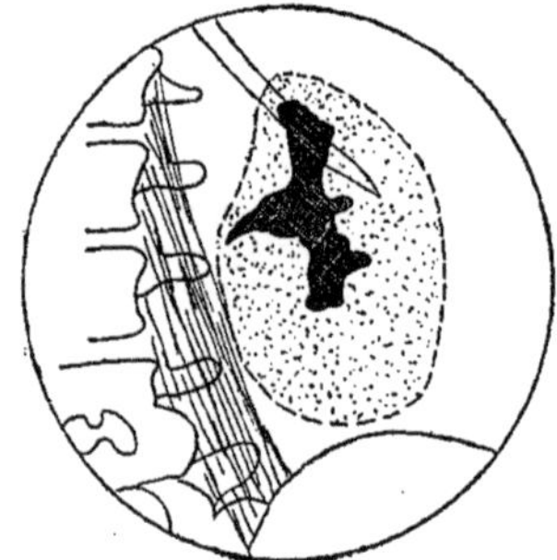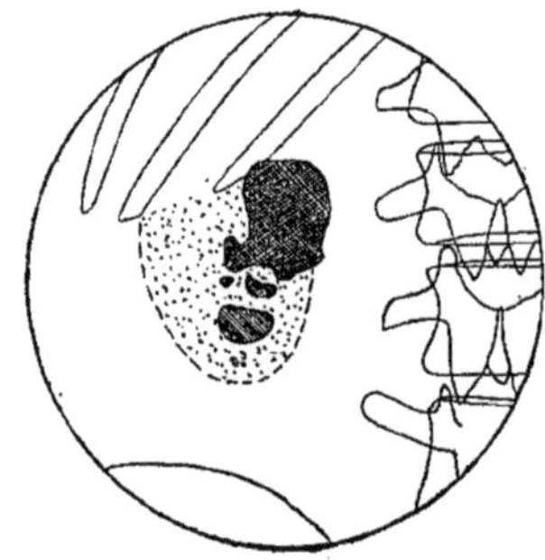

Fig. 120. — Calque radiographique de M., calcul opéré par néphrotomie en raison de son volume, de sa forme.

Fig. 121. — Calque radiographique de M., calculs opérés par néphrotomie en raison de leur nombre et du volume de l'un d'eux.

existant dans le rein peut ne pas être senti à la palpation directe du rein. Il est bon de signaler ici qu'il arrive quelquefois de poser la pince à pédicule au-dessus du calcul, on cherche alors en vain et ce n'est que très tard après l'ablation de la pince que l'on rencontre le corps du délit.

Indications de la néphrectomie. — La radiographie seule ne donne pas une indication en faveur de cette intervention. Elle peut se pratiquer aussi bien sur un rein détruit par un minime calcul de l'uretère que par de très nombreux et de très volumineux calculs. La néphrectomie tire ses indications de la valeur comparée des deux reins. Nous n'avons pas à insister ici sur cette question.

2° **Uretère.** — Comme au niveau du rein, la radiographie

rendra des services précieux lorsque l'ombre du calcul se trouvera au niveau de l'uretère. Après identification et seulement
après cette mesure de sûreté,
il y aura lieu de prendre une
décision suivant les indications recueillies.

S'agit-il par exemple d'un
minuscule calcul au niveau
de l'uretère pelvien, on peut
espérer voir ce calcul s'éliminer spontanément par les
voies naturelles. L'opération
sanglante, le cathétérisme
peuvent être différés. Cependant il ne faudra pas
oublier qu'un calcul de l'uretère peut détruire silencieusement un rein. Nous figurons ici à titre de document,
une pièce provenant d'une
malade, n'ayant pour ainsi
dire pas attiré l'attention sur
ce rein complètement dé
truit, réduit à l'état de coque
par un minimum calcul de
l'uretère.

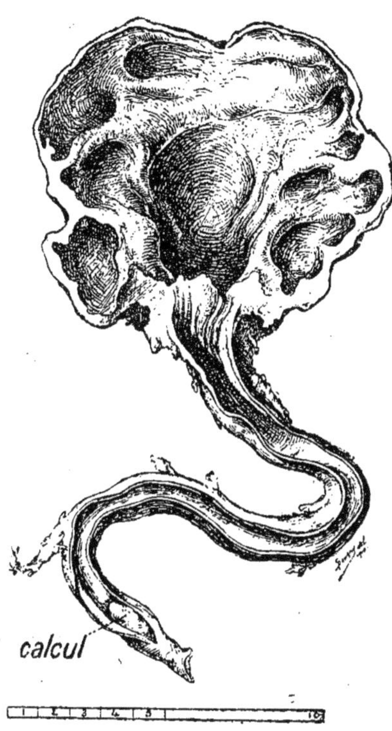

Fig. 122. — Pièce montrant un rein détruit par
un calcul de l'uretère.

Au contraire, nous som-
mes en présence d'un calcul
de taille moyenne, provoquant de fréquentes coliques néphrétiques, l'indication opératoire est beaucoup plus formelle, après
une certaine période d'attente. Avant l'intervention, le cathétérisme urétéral indiquera si le calcul est fixe ou mobile dans un
uretère dilaté ! En présence d'un calcul fixe, l'intervention sera
simple, l'incision de l'uretère permettra de trouver le calcul au
point indiqué.

En présence d'un calcul reconnu mobile par la radiographie
et le cathétérisme urétéral, il y a lieu de prendre certaines précautions opératoires pour éviter le déplacement de calcul ou des
calculs pendant l'intervention.

Pour cette raison et pour éviter les erreurs du diagnostic, il nous semble indispensable de faire précéder toute intervention sur l'uretère par un examen radiographique combiné au cathétérisme.

Chez une de nos malades, porteuse de cinq calculs au niveau de l'extrémité inférieure de l'uretère, au moment de l'intervention un seul calcul fut trouvé en place. L'incision prolongée plus haut fit trouver les autres dans le bassinet. Dernièrement, à Paris, nous avons assisté en spectateur aux mêmes migrations d'un calcul de l'uretère pelvien. L'incision fut prolongée jusqu'au bassinet et le calcul enlevé. Dans ces deux cas, l'exploration combinée n'avait pas été pratiquée.

Ne serait-il pas plus simple pour le chirurgien de reconnaître avant l'intervention la mobilité ou la fixité des calculs ? En présence d'un calcul mobile, des précautions seront prises pour qu'il reste en place. Il sera indiqué de coucher le malade le tronc et la tête relevés pour que le calcul ne tombe pas par son propre poids dans le bassinet. Au moment de l'extraction, une pince douce placée sur l'uretère empêchera le calcul de filer au moment où l'opérateur se dispose à le saisir. En prenant ces simples précautions on évitera au malade ces grandes incisions allant du pubis à la 12ᵉ côte. On abrégera dans de très larges limites la durée de l'intervention.

A côté de ces faits, tout en faveur des examens combinés, radiographie et cathétérisme, nous pouvons en ajouter d'autres.

Nous avons publié l'histoire d'un malade porteur d'un calcul de l'uretère pelvien. L'intervention est décidée sur la vue d'une simple radiographie. Le cathétérisme de l'uretère n'est pas pratiqué. Mais pendant l'intervention, un cathétérisme rétrograde par une incision du bassinet ne donne aucune sensation. L'intervention est limitée à cette incision et le calcul laissé en place. Deux ans plus tard, ce malade vient nous trouver, nous raconte son histoire. Une exploration combinée nous donne la certitude qu'il existe un calcul de l'uretère pelvien. L'intervention pratiquée par Jaboulay et Giuliani fait trouver le calcul à l'endroit indiqué.

A l'occasion de cette observation, nous avons fait les remarques suivantes. Lorsque l'orifice de l'uretère est difficile à trouver une radiographie peut donner des indications très précieuses. Le chirurgien tient la sonde urétérale au point de la paroi vésicale qu'il considère comme répondant à l'orifice urétéral. Une radiographie faite à ce moment montre la sonde et le calcul.

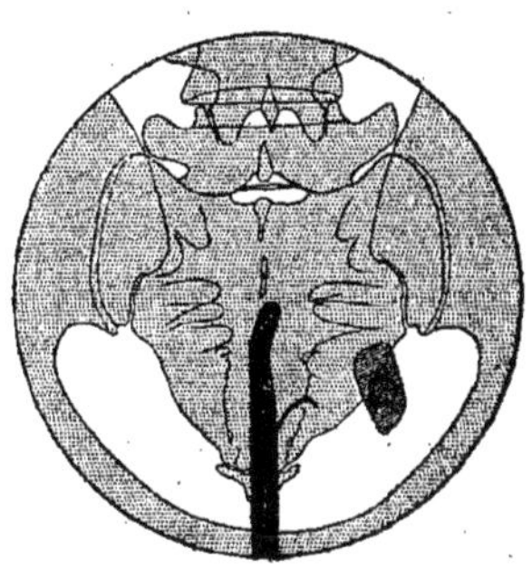

Fig. 123. — Calque d'une radiographie faite au moment d'une tentative infructueuse de cathétérisme de l'uretère ; la sonde est dirigée trop haut et trop en dedans.

Elle indique si les tentatives de cathétérisme sont faites au bon endroit. Chez notre malade, après de longues recherches infructueuses, cet examen indiqua que la sonde urétérale était placée trop haut et trop en dedans. Sur la vue de cette épreuve, les recherches rectifiées firent trouver immédiatement l'orifice de l'uretère.

En résumé, intervenir sur l'uretère d'après la simple vue d'une radiographie montrant une ombre placée au niveau d'un point quelconque du trajet de l'uretère, c'est s'exposer volontairement soit à une erreur de diagnostic, soit à ne pas trouver le calcul. Seuls, les examens combinés, radiographie et cathétérisme, donnent une véritable certitude et permettent une intervention correcte, exempte de recherches inutiles.

3° **Vessie.** — A ce niveau, la radiographie indique si le calcul est unique ou bien si les calculs sont multiples. Elle montre aussi les dimensions des calculs. En associant la radiographie aux examens cliniques et instrumentaux, il est facile de se rendre compte si le calcul est libre, mobile dans la vessie, ou bien si le calcul est diverticulaire, fixé.

Une radiographie indiquant la présence d'un volumineux calcul ou d'un calcul diverticulaire oriente l'intervention vers la taille. Au contraire, la présence de petits ou moyens calculs libres dans la cavité vésicale sont en faveur de la lithotritie.

Il est bien entendu que les décisions opératoires sont prises d'après l'ensemble des signes, des symptômes cliniques et radiographiques.

IV. — INDICATIONS OPÉRATOIRES TIRÉES DE L'OMBRE RADIOGRAPHIQUE D'UN CORPS ÉTRANGER.

A. — *Projectiles de guerre.* — Lorsque la radiographie aura montré la présence d'un projectile de guerre en superposition avec l'un des segments des voies urinaires, avant toute décision, il faudra procéder à une localisation exacte du projectile.

On peut considérer la localisation radiographique comme parfaitement suffisante pour élaborer un plan opératoire et aller à la recherche du corps étranger. L'utilisation de la radioscopie opératoire peut rendre les plus grands services pour la découverte des éclats d'obus de faibles dimensions.

Avec les méthodes décrites plus haut, l'opérateur peut aborder avec certitude la recherche des projectiles de guerre. En utilisant l'incision classique appropriée à la région, il est sûr d'arriver au but sans recherches inutiles, avec le minimum de traumatisme opératoire.

L'indication de rechercher ou non tel éclat n'est pas du domaine de la radiologie. Elle dépend des phénomènes douloureux accusés par le blessé, des réactions inflammatoires, des troubles fonctionnels. Après l'examen complet du blessé, c'est avec sa conscience que le chirurgien décide s'il y a lieu ou non d'intervenir.

B. — *Corps étrangers introduits par les voies naturelles.* — En présence d'un corps étranger visible par la radiographie, l'indication opératoire n'est pas discutable. Dans la très grande majorité des cas, ce corps étranger s'infecte ; il détermine la formation d'un calcul et provoque des troubles urinaires graves.

L'examen radiographique fournit des indications précieuses sur le siège du corps étranger, sur son volume, sur son orientation. Il est alors facile de régler, d'après ces données, la conduite opératoire.

CHARTRES. — IMPRIMERIE DURAND, RUE FULBERT.

Aug. BROCA
Professeur d'opérations et appareils
à la Faculté de Médecine de Paris.

Vient de paraître :

Précis

de

Médecine Opératoire

I *volume in-8 de la COLLECTION DES PRÉCIS MÉDICAUX*, **avec
510 figures dans le texte**. . . . . **9** fr.

Ce précis est un guide pour les étudiants qui préparent l'épreuve pratique de médecine opératoire. Il comporte 510 figures : les dessins anatomiques sont presque tous de Farabeuf, et reproduisent les superbes planches murales qui servaient à son enseignement. Quant à la technique opératoire, elle est documentée par des dessins exécutés d'après la collection de photographies formée par l'auteur. Une heureuse disposition typographique a placé le texte dans le voisinage immédiat de l'illustration qui s'y rapporte.

P. POIRIER
Professeur d'anatomie à la Faculté de Méde-
cine de Paris, Chirurgien des hôpitaux,
Membre de l'Académie de Médecine.

Amédée BAUMGARTNER
Ancien prosecteur
à la Faculté de Médecine de Paris,
Chirurgien des hôpitaux.

Dissection =

3ᵉ *édition, 360 pages, 241 figures*. . . . . **8** fr.

H. ROUVIÈRE
Chef des travaux anatomiques et professeur agrégé à la Faculté de Médecine de Paris

Anatomie et Dissection =

TOME I. — **Tête, Cou, Membre supérieur**
431 *pages,* 197 *figures, presque toutes en couleurs*. . . . . . **12** fr.

TOME II (*et dernier*). — **Thorax, Abdomen, Bassin
Membre inférieur**
478 *pages,* 259 *figures*. . . . . **12** fr.

G.-H. ROGER
Professeur à la Faculté de Paris.

Introduction à l'Etude de la Médecine

5ᵉ édit., 795 p. avec un Index explicatif des termes les plus usités.   **10** fr.

J. COURMONT
Professeur à la Faculté de Lyon.

AVEC LA COLLABORATION DE
Ch. LESIEUR et A. ROCHAIX

Hygiène =

810 pages, 227 figures en noir et en couleurs . . . . **12** fr.

Ét. MARTIN
Professeur à la Faculté de Lyon.

Déontologie = et Médecine professionnelle

Un volume de 316 pages . . . . **5** fr.

G. WEISS
Professeur à la Faculté de Paris.

Physique biologique =

3ᵉ édition, 566 pages, 575 figures . . . . **7** fr.

M. LETULLE
Professeur à la Faculté de Paris.

L. NATTAN-LARRIER
Ancien chef de Laboratoire à la Faculté.

Anatomie Pathologique =

TOME I. — Histologie générale. App. circulatoire, respiratoire.
940 pages, 248 figures originales . . . . **16** fr.
TOME II (et dernier). — En préparation.

Maurice ARTHUS
Professeur à l'Université de Lausanne.

Physiologie =

4ᵉ édition, 930 pages, 320 figures . . . . **12** fr.

M. ARTHUS

Chimie physiologique =

7ᵉ édition, 430 pages, 130 figures, 5 planches en couleurs . . . **7** fr.

E. BRUMPT
Professeur agrégé à la Faculté de Paris.

Parasitologie =

2ᵉ édition, 1011 pages, 698 figures et 4 planches en couleurs.   **14** fr.

═══ *MASSON ET C⁰, ÉDITEURS* ═══

Viennent de paraître :

Dʳ *Alb. TERSON*
Ancien interne des Hôpitaux,
Ancien Chef de Clinique Ophtalmologique
à l'Hôtel-Dieu.

Ophtalmologie

du Médecin praticien

I *vol. in-8 relié*, 480 *pages*, **348 figures** *et* I *planche* . . . . **12** fr.

Dʳ *G. LAURENS*

Oto-Rhino-Laryngologie

du Médecin praticien

DEUXIÈME ÉDITION

I *vol. in-8 relié*, 448 *pages*, **393 figures** *dans le texte*. . . . **10** fr.

Ces **deux ouvrages ne sont pas des livres de spécialistes.** Ils sont écrits pour *tous* les médecins qui, dans la clientèle ou l'hôpital (maladie, accident ou blessure), sont contraints *tôt ou tard* de voir *les premiers*, et *seuls*, un œil, une oreille, un nez, une gorge malades. — Les ouvrages des Dʳˢ Terson et Laurens disent au praticien ce qu'il faut observer ou entreprendre et *jusqu'où* l'intervention lui appartient.

Ces deux livres contiennent un très grand nombre de croquis et de schémas. Texte et figures se complètent et se commentent.

Vient de paraître :

Gaston **LYON**

Ancien chef de clinique médicale à la Faculté de Médecine de Paris.

Traité élémentaire
de Clinique thérapeutique

NEUVIÈME ÉDITION, REVUE ET AUGMENTÉE

1 *fort volume gr. in-8 de* XII-1791 *pages, relié toile* . . . . **28** fr.

Le *Traité de Clinique Thérapeutique* est un ouvrage classique. La neuvième édition qui se présente aujourd'hui au public a été considérablement remaniée. Parmi les chapitres refondus, signalons ceux qui traitent de : maladies de l'œsophage ; entéro-colites ; dysenteries ; constipation ; ictères ; hémoptysie ; mal de Bright ; albuminuries ; typhoïdes et paratyphoïdes ; syphilis, etc., etc...

Vient de paraître :

G. LYON

Ancien chef de clinique
à la Faculté de Médecine de Paris.

P. LOISEAU

Ancien préparateur
à l'École supérieure de Pharmacie de Paris.

Formulaire Thérapeutique

COMFORME AU CODEX DE 1908

AVEC LA COLLABORATION DE MM.

L. DELHERM et Paul-Émile **LÉVY.**

Dixième édition, entièrement revue et augmentée en 1916

1 *volume in-18 sur papier indien* très mince, *relié maroquin.* **9** fr

Cet ouvrage dont la neuvième édition avait paru à la veille de la guerre s'est, malgré et pendant les hostilités, rapidement épuisé. La dixième édition, mise au point par les auteurs, comporte de profondes modifications. Toutes les marques allemandes ont été supprimées ; celles qui désignent les produits devenus classiques ont été signalées et soigneusement accompagnées de leur équivalent français, de manière à guider les médecins dans la rédaction de leurs ordonnances.

MASSON ET C⁰ˢ, ÉDITEURS

M. LETULLE
Membre de l'Académie de Médecine.
Professeur à la Faculté de Paris, Médecin de l'Hôpital Boucicaut.

Inspection — Palpation
Percussion — Auscultation

DEUXIÈME ÉDITION, REVUE ET CORRIGÉE

1 *vol. in-16 de 286 pages* (116 *fig. expliquées et commentés*) . . **4** fr.

Ce livre, d'une formule assez nouvelle, se présente avant tout comme un album des gestes à savoir exécuter par tout élève en médecine, dès ses premiers pas à l'hôpital.

G.-M. DEBOVE
Doyen honoraire de la Faculté
de Médecine,
Membre de l'Académie de Médecine.

G. POUCHET
Professeur de Pharmacologie
et Matière médicale à la Faculté de Médecine,
Membre de l'Académie de Médecine.

A. SALLARD
Ancien interne des Hôpitaux de Paris.

Aide-Mémoire de
Thérapeutique

2ᵉ ÉDITION CONFORME AU CODEX DE 1908

1 *vol. in-8 de 912 pages, imprimé sur 2 colonnes, relié toile*. . **18** fr.

Cet ouvrage réalise sous un volume restreint, un titre modeste et la forme particulièrement commode d'un dictionnaire, la réunion de deux livres également indispensables : le formulaire pharmacologique et la thérapeutique pratique. On y trouve, classés par ordre alphabétique : 1° le *traitement de toutes les affections médicales* ; 2° les *agents thérapeutiques principaux, médicaments et agents physiques* ; 3° les *principales stations hydrominérales et climatériques* ; 4° l'exposé des *connaissances essentielles en hygiène et en bromatologie.*

MASSON ET C⁰⁰, ÉDITEURS

A. PRENANT
Professeur
à la Faculté de Paris.

P. BOUIN
Professeur agrégé
à la Faculté de Nancy.

L. MAILLARD
Chef des travaux de Chimie biologique à la Faculté de Médecine de Paris

Traité d'Histologie

Tome I. — *CYTOLOGIE GÉNÉRALE ET SPÉCIALE*
1 vol. gr. in-8, de 977 p., avec 791 fig. dont 172 en couleurs. **Épuisé**

Tome II. — *HISTOLOGIE ET ANATOMIE*
1 vol. gr. in-8, de XI-1199 p., avec 572 fig. dont 31 en couleurs. **50 fr.**

P.-J. MORAT
Professeur
à l'Université de Lyon.

Maurice DOYON
Professeur adjoint à la Faculté
de Médecine de Lyon.

Traité de Physiologie

Tome I. — **Fonctions élémentaires.** — Prolégomènes. Contraction.
— Sécrétion, milieu intérieur, avec 194 figures . . . . . . **15 fr.**
Tome II. — **Fonctions d'innervation**, avec 263 figures . . **15 fr.**
Tome III. — **Fonctions de nutrition.** — Circulation. — Calorifica-
tion . . . . **12 fr.**
Tome IV. — **Fonctions de nutrition** (*suite et fin*). — Respiration,
excrétion. — Digestion, absorption, avec 167 figures. . . . **12 fr.**
En préparation :
Tome V et dernier. *Fonctions de relation et de reproduction.*

P. ACHALME
Directeur du Laboratoire colonial du Muséum, Ancien chef de clinique
à la Faculté de Médecine de Paris.

Electronique et Biologie

Études sur les actions catalytiques, les actions diastasiques et certaines transformations vitales de l'énergie

1 volume gr. in-8 de 728 pages . . . . **18 fr.**

Cet ouvrage s'adresse aux médecins, aux biologistes et aux chimistes, mais sera lu utilement par les physiciens et les philosophes. Il ne réclame pour être compris du lecteur qu'une culture générale tout à fait élémentaire.

Son but est d'indiquer aux personnes qui s'intéressent à la biologie et à la chimie les applications possibles, à ces deux sciences, des nouvelles données physiques et principalement de la notion de l'électron.

A. LAVERAN
Professeur à l'Institut Pasteur
Membre de l'Institut
et de l'Académie de Médecine.

F. MESNIL
Professeur
à l'Institut Pasteur.

Trypanosomes
et Trypanosomiases

DEUXIÈME ÉDITION, ENTIÈREMENT REFONDUE

1 *vol. gr. in-8 de* VIII-1000 *pages, avec* 198 *figures dans le texte et une planche hors texte en couleurs.* . . . . **25** fr.

R. SABOURAUD
Directeur du Laboratoire Municipal à l'Hôpital Saint-Louis.

Maladies du Cuir Chevelu

TOME I. — *Les Maladies Séborrhéiques : Séborrhées, Acnés, Calvitie.*
1 *vol. gr. in-8, avec* 91 *figures en noir et en couleurs* . . . . **10** fr.

TOME II. — *Les Maladies desquamatives : Pityriasis.* .
et Alopécies pelliculaires
1 *vol. gr. in-8, avec* 122 *figures en noir et en couleurs* . . . **22** fr.

TOME III. — *Les Maladies cryptogamiques : Les Teignes*
1 *vol. gr. in-8, de* VI-855 *pages, avec* 433 *fig. et* 28 *planches.* . **30** fr.

La Pratique Dermatologique

PUBLIÉE SOUS LA DIRECTION DE MM.

Ernest BESNIER, L. BROCQ, L. JACQUET

PAR MM.

AUDRY, BALZER, BARBE, BAROZZI, BARTHÉLEMY, BÉNARD, Ernest
BESNIER, BODIN, BRAULT, BROCQ, DE BRUN, COURTOIS-SUFFIT, DU
CASTEL, CASTEX, DARIER, DEHU, DOMINICI, DUBREUILH, HUDELO,
JACQUET, JEANSELME, LAFFITTE, LENGLET, LEREDDE, MERKLEN,
PERRIN, RAYNAUD, RIST, SABOURAUD, SÉE, THIBIERGE, TRÉMO-
LIÈRES, VEYRIÈRES

4 *volumes reliés, avec figures et* 89 *planches en couleurs.* . . . **156** fr.

TOME I : **36** fr. — TOMES II, III, IV, chacun : **40** fr.

MASSON ET Cie, ÉDITEURS

Journal
de RADIOLOGIE
et d'ÉLECTROLOGIE

REVUE MÉDICALE MENSUELLE

PUBLIÉE PAR

**A. AUBOURG, BÉCLÈRE, J. BELOT, L. DELHERM,
H. GUILLEMINOT, G. HARET, R. JAUGEAS,
A. LAQUERRIERE, R. LEDOUX-LEBARD, A. ZIMMERN**

PARIS : **25** fr. — FRANCE : **26** fr. — ÉTRANGER : **28** fr.

*Les abonnements valent pour 2 années (1916-1917), la Revue paraissant
provisoirement tous les deux mois.*

ANNALES
DE
MÉDECINE

RECUEIL MENSUEL
DE
MÉMOIRES ORIGINAUX
ET REVUES CRITIQUES

publié par

**L. BERNARD, F. BEZANÇON, G. GUILLAIN, M. LABBÉ,
E. RIST, G. ROUSSY**

ABONNEMENT ANNUEL : FRANCE ET COLONIES. **20** fr.—ÉTRANGER. **23** fr.

*Les abonnements valent pour 2 années (1916-1917), la Revue paraissant
provisoirement tous les deux mois.*

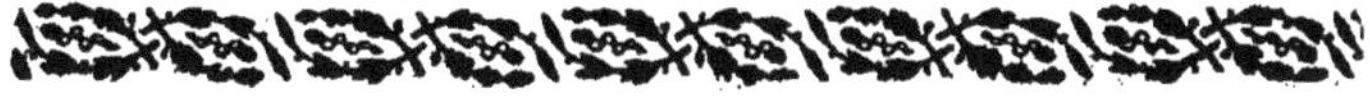

79 768. — IMP. LAHURE.

9 782019 237226